THÉRAPEUTIQUE

DE

LA SCOLIOSE

DES ADOLESCENTS

THÉRAPEUTIQUE

DE

LA SCOLIOSE

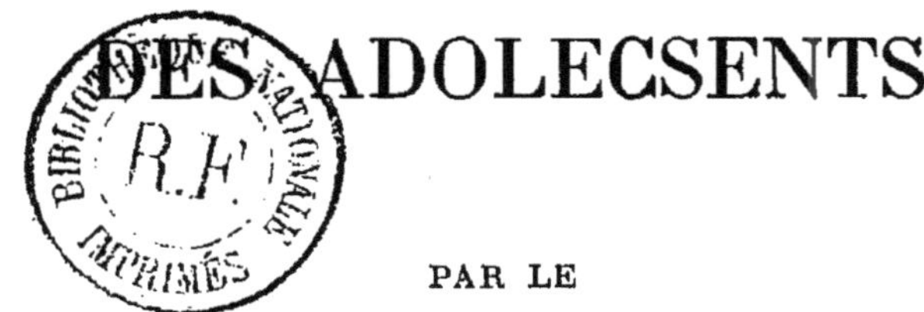

DES ADOLECSENTS

PAR LE

Docteur A. CHIPAULT

Avec 67 figures dans le texte

PARIS

VIGOT FRÈRES, ÉDITEURS

23, PLACE DE L'ÉCOLE-DE-MÉDECINE, 23

—

1900

LA
THÉRAPEUTIQUE DE LA SCOLIOSE
DES ADOLESCENTS

Malgré l'innombrable quantité de travaux publiés sur la thérapeutique de la scoliose, il semble à beaucoup que la solution de ce problème soit aussi lointaine que jamais, et que le mieux soit d'appliquer à cette affection les procédés les plus insignifiants, ceux qui exigent le moins de patience de la part du malade et le moins de fatigue de la part du chirurgien.

I

Quelques mots sur la gravité de la scoliose

La scoliose cependant, même en ne considérant que sa forme juvénile, la plus commune de beaucoup, et la seule que j'aurai en vue dans l'étude qui va suivre, — à l'exclusion de la scoliose rachitique infantile et des scolioses symptomatiques de cause chirurgicale ou médicale — est loin d'être une affection bénigne.

Elle débute vers 9 ou 10 ans chez des sujets qui, sauf, assez souvent, l'existence de scoliotiques dans leurs antécédents, ne lui semblent nullement prédisposés : leurs premières années se sont passées sans alertes particulières et les causes auxquelles on est tenté d'attribuer l'affection dont ils sont porteurs sont parfaitement banales, puisque sur cent sujets qui y sont exposés, un seul au plus devient scoliotique. Or, dès qu'il s'agit bien, non d'une courbure vertébrale normale et simulatrice, telles que celles si bien étudiées par Richer, mais d'une déviation vertébrale vraiment pathologique, il est impossible de dire où s'arrêtera la difformité. Tantôt son évolution se fera d'une façon rapide et, très vite, en 8 ou 10 mois, s'établiront une voussure thoracique énorme, avec coup de hache du côté opposé, des déviations secondaires, des déformations du bassin et du squelette cranio-facial, sans compter les déformations des viscères. Le plus souvent son évolution se fera lentement, en 4 ou 5 ans, d'une façon pour ainsi dire inaperçue, soit progressivement, soit par étapes, correspondant d'ordinaire aux périodes de dépression pathologique qui traversent l'existence juvénile la plus normale : une grippe ou une indigestion suffiront pour marquer le point de départ d'une de ces étapes ; leur ensemble aboutira aux mêmes déformations que les cas à évolution rapide, déformations qui entraînent chez l'homme une diminution de l'activité, une susceptibilité toute particulière des organes thoraciques, cœur et poumons, et, en outre, chez la femme, où la scoliose est plus fréquente et plus fâcheuse, l'impossibilité des relations mondaines et, ce qui est beaucoup plus grave, lorsque le bassin est déformé, la presque impossibilité de l'accouchement normal et la perspective, dans une grossesse sur deux, d'un accouchement prématuré provoqué, ou d'un forceps, ou d'une césarienne, ou d'une symphyséotomie.

La scoliose est donc, dans un grand nombre de cas, l'une des affections les plus fâcheuses de l'adolescence, et comme l'on ne peut prévoir, lorsqu'elle débute, l'évolution du cas particulier en présence duquel on se trouve, il semble logique de la traiter ou tout au moins de la surveiller toujours comme si elle devait être grave.

On est cependant loin de lui accorder d'ordinaire l'attention qu'elle mérite ; les parents ne s'aperçoivent que par hasard de son évolution, alors qu'elle existe depuis un certain temps ; presque toujours ils restent, même après cette découverte, des mois et des années sans s'inquiéter, hésitant à soumettre à un traitement, pour peu pénible et astreignant qu'il soit, un enfant qui se porte bien et souffre peu : corsetières, masseurs, rebouteurs même sont consultés avant que le malade n'aboutisse à un chirurgien qui, d'ordinaire, n'ayant plus qu'à constater l'existence d'une affection ankylosée et devenue à peu près impossible à guérir, répugne à entreprendre un traitement qui lui semble ne pouvoir donner, au prix de longs efforts, qu'un résultat tout à fait précaire.

II

Résumé de l'histoire thérapeutique de la scoliose

L'histoire thérapeutique de la scoliose offre cependant la trace de nombreux et consciencieux efforts.

Dès l'antiquité, Hippocrate qui, du reste, confond la scoliose avec les autres déviations de l'épine, propose de la traiter par l'extension sur l'échelle. Gallien rappelle ce procédé. Au xvi° siècle Ambroise Paré conseille l'emploi des corselets de fer. Au xvii° siècle Fabrice de Hilden décrit un « corps » en baleines que Nicolas Audry, à qui l'on doit l'un des premiers travaux importants sur la scoliose, recommande encore un siècle plus tard en le modifiant légèrement (1741). Peu après, au contraire, Winslow déconseille énergiquement l'usage des corsets (1751). Même avant ce travail l'extension n'avait pas été abandonnée et, au xvii° siècle, Glisson avait imaginé une escarpolette spéciale pour la mettre à exécution, mais le travail de Winslow lui donna un nouvel essor. En 1768, Le Vacher présentait à l'Académie de chirurgie un « nouveau moyen de prévenir et de guérir les courbures de l'épine à l'aide d'un appareil portatif à extension » : les scolioses semblent d'ailleurs avoir été en minorité parmi les déviations vertébrales qu'il annonce avoir traité ; il ne faut pas, en effet, comme l'ont fait à tort beaucoup d'orthopédistes, donner sa signification actuelle au qualificatif de rachitique que les chirurgiens d'autrefois appliquaient à la plupart des déviations traitées par eux : ils voulaient dire simplement qu'il s'agissait de déviations avec lésions des os, et si on lit directement leurs observations, on constate sans peine que ces déviations étaient le plus souvent, non des déviations scoliotiques, mais des « rhumes tombés sur l'épine », c'est-à-dire des gibbosités tuberculeuses. Cette signification était du reste déjà précisée dès la fin du siècle dernier: c'est ainsi que, le lit orthopédique à extension imaginé par Venel de Lausanne, en 1788, était exclusivement destiné à « prévenir, borner et corriger les courbures latérales et même la torsion de l'épine du dos. » Ce lit ou des lits analogues eurent leur période de faveur, à laquelle s'attachent les noms de Heine en Allemagne, J. Bell,

Banfield et J. Shaw, en Angleterre, Maisonabe et Jalade-Lafond en France : quelques orthopédistes, et non des moindres, restèrent, après cet engouement passé, partisans ces lits ; je citerai seulement Guérin (1838), Bouvier (1858), J. C. T. Pravaz (1875).

Mais, dès 1827, la méthode des lits orthopédiques avait eu à lutter contre deux tendances différentes et plus ou moins nouvelles ; la méthode du traitement musculaire et la méthode des corsets.

A la méthode musculaire se rattache, tout d'abord, le procédé de J. Guérin qui, attribuant à des rétractions musculaires d'origine nerveuse, le rôle essentiel dans le développement de la scoliose, proposa en 1834 de traiter cette affection par la myotomie rachidienne, c'est-à-dire par la section sous-cutanée des faisceaux à la contracture desquels il attribuait la déviation : faisceaux multiples, nécessitant ces sections variables, parmi lesquelles la plus fréquemment indiquée était celle du long épineux du dos, auquel J. Guérin faisait jouer un rôle pathogénique particulièrement important. On sait quelles violentes polémiques suscitèrent les travaux de cet auteur. Bouvier, le premier, les contesta en se plaçant au point de vue anatomo-pathologique. Malgaigne, en 1844, nia les résultats annoncés par J. Guérin qui présentait, en 1848, de nouveaux malades à une Commission nommée par le Conseil supérieur des hôpitaux. La myotomie était du reste, dès alors, à peu près oubliée. Il n'en était pas de même de la gymnastique, autre et plus importante variante de la méthode musculaire : en 1840, Tavernier proposait son procédé d'inclinaison ; en 1862 Pravaz s'ingéniait par des manœuvres spéciales à exercer les muscles rachidiens qu'il divisait en muscles intrinsèques, s'attachant tout entiers au rachis, et muscles extrinsèques prenant en dehors du rachis l'un de leur points d'attache : aux premiers s'adressait, suivant lui, la gymnastique active, aux seconds la gymnastique passive. C'est encore à la gymnastique que se rattachent les exercices recommandés par Bouland en 1866 et par Kjœlstad en 1876, ainsi que la gymnastique suédoise, imaginée par Ling, puis développée par ses disciples Enlenburg, Berend, Stendel, Meding, etc. Enfin, on doit encore rattacher à la méthode musculaire l'électrisation recommandée par Duchenne de Boulogne, en 1867 et 1872, ainsi que les mesures prophylactiques d'attitude sur lesquelles le docteur Dally a, à nombreuses reprises, attiré l'attention (1882).

En face de ce groupe des orthopédistes partisans de la méthode musculaire se groupait la phalange nombreuse des orthopédistes partisans des corsets. A un moment, chaque chirurgien eut, on peut le dire, le sien, sans compter ceux que fabriquaient de leur inspiration propre, les marchands d'appareils. Je cite seulement, entre une quantité d'autres et au hasard les corsets de Delacroix, Mayer, Chailly, Godier, Bienaimé-Duvoir, Aubry-Seriès, Mathieu, Monlon, Duchenne, Ducresson, Hossard, Bonnet, Panas, Trélat, Lefort, Collin, Barwell, Bigg, Noble-Smith, etc.

La question du traitement de la scoliose en était là, partisans de la gymnastique d'un côté, partisans des corsets de l'autre, et nous devons ajouter pour être juste, éclectiques entre les deux, lorsque Sayre, en 1877, publia sa méthode si connue : la suspension et le corset plâtré étaient deux nouveautés qui, bruyamment publiées, démontrées par leur auteur devant les sociétés savantes des deux mondes, eurent le plus grand retentissement. Les discussions violentes, les travaux approbatifs ou contradictoires se multiplièrent aussi bien en Amérique qu'en Angleterre et en Allemagne. Chez nous, le professeur Duplay, Saint-Germain, Vincent de Lyon, s'en montrèrent les résolus partisans. Mais par une évolution curieuse, la méthode de Sayre fut, après quelques années d'application exacte, pratiquée de plus en plus timidement ; la suspension n'eut plus de suspension que le nom et le corset plâtré fut exécuté de plus en plus mal. Les chirurgiens parurent s'entendre pour abandonner une fois encore, aux gymnastes ou aux fabricants d'appareils, le traitement de la scoliose.

Dès 1895, je crus devoir réagir contre cette tendance, dans le sens même indiqué par Sayre, mais en proposant des tentatives de réduction plus énergiques et des moyens de contention plus sévères que ne l'avait fait le chirurgien américain. Il faut croire que l'idée était dans l'air, car les protestations de priorité ne tardèrent point. Elles vinrent, très légitimes, de MM. Forgue de Montpellier et Delore de Lyon, qui, de leur côté, avaient entrepris une réforme analogue à la mienne ; elles vinrent, moins justifiées, de M. Calot, dont le procédé diffère du reste tout à fait du mien, ainsi que nous le verrons. L'Académie de médecine et le Congrès de chirurgie-de 1897, entendirent les échos de ces discussions. MM. Bilhaut, Levassort, Redard, s'y associèrent plus ou moins. Mais les réfractaires sont encore nombreux. La technique de Sayre, à cause de son application défectueuse, a donné tant de déboires qu'on hésite à suivre une technique qui lui est sur plus d'un point analogue et, qui est si contraire aux errements classiques dans lesquels a été élevée la génération actuelle de médecins. On ne saurait donc trop insister sur l'excellence de ses résultats, lorsqu'on l'applique avec patience, et que l'on sait compléter ses effets par ceux d'un traitement musculaire et hygiénique rationnel.

Enfin nous devons ajouter en terminant cet historique que Volkmann a proposé d'intervenir chirurgicalement dans certains cas graves de scoliose des ostéotomies costales et Hoffa par des résections des parois thoraciques : ces tentatives paraissent être restées jusqu'à présent sans écho.

III

Description des moyens employés pour combattre la scoliose.

Avant d'aller plus loin, nous allons décrire avec détails les procédés que nous n'avons fait que signaler dans l'historique qui précéde.

Nous les diviserons en :

1° Procédés préventifs :

a) s'adressant aux causes générales de la sco·liose (antécédents, mauvais état général),

b) s'adressant à ses causes locales (inégalité de statique des membres inférieurs ; mauvaises attitudes fonctionnelles).

2° Procédés thérapeutiques.

A. Procédés agissant sur les muscles :

a) pour supprimer l'action de certains muscles.

b) pour activer l'action de certains muscles.

B. Procédés agissant sur les os et les articulations.

a) par réduction vertébrale seule,

b) par contention vertébrale seule,

c) par réduction suivie de contention.

Notre classification des procédés préventifs est, on le voit, une classification basée sur les causes prédisposantes de la scoliose et notre classification des procédés thérapeutiques une classification basée sur ses causes immédiates ou anatomiques : c'est là, à notre avis, une marche parfaitement rationnelle, puisque c'est au début sur la pathogénie et plus tard sur l'anatomie pathologique, que doit se baser le traitement d'une affection à marche lente et progressive telle que celle que nous étudions.

1° *Procédés préventifs*

Les procédés préventifs s'adressent, avons-nous dit, les uns aux causes générales de la scoliose, c'est-à-dire aux causes de débilitation de l'organisme, les autres à ses causes locales, c'est-à-dire à des attitudes vicieuses habituelles que provoquent ou qu'aggravent fort souvent des tares organiques telles que la myopie, l'inégalité de longueur des membres inférieurs, etc.

A. *Procédés préventifs s'adressant aux causes générales de la scoliose.* — Ces procédés sont les uns, hygiéniques, les autres médicamenteux : « Accroître l'énergie vitale, l'activité des fonctions est une indication qu'il importe de remplir dans le traitement de la scoliose, affection essentiellement asthénique. Toute la matière de l'hygiène doit concourir à ce but. On prescrira donc, autant que ce sera praticable, un changement d'air, l'habitation dans un lieu sec, élevé, au sein d'une atmosphère plus excitante, comme l'est celle de la campagne pour l'habitant des villes, comme l'est l'atmosphère maritime pour ceux qui habitent l'intérieur des terres ; on préférera un climat tempéré à ceux dont la température est trop basse ou trop élevée. L'alimentation sera plus nutritive, succulente, variée, de nature à exciter l'appétit, et à ne pas trop contrarier les goûts des sujets. On ne négligera pas l'excitation des téguments par les frictions sèches ou les lotions plus ou moins froides, et dans certains cas, par les vêtements de flanelle appliqués sur la peau. L'exercice musculaire aura lieu le plus possible à l'air libre ; il sera fréquemment répété, proportionné à l'état des forces et graduellement augmenté, de manière que la fatigue n'aille jamais jusqu'à l'accablement. On accordera au sommeil toute la durée que l'âge et l'idiosyncrasie pourront rendre nécessaire. On évitera les transpirations abondantes, on veillera au bon état des évacuations, la menstruation sera l'objet d'une attention particulière. Le cerveau ne sera exposé à aucun effort exagéré... On aura recours aux agents médicamenteux pour seconder l'action de l'hygiène, et, dans cette vue, on emploiera surtout les toniques et les reconstituants, les amers, le vin de quinquina, les ferrugineux, l'huile de foie de morue, la viande crue, les bains salés, aromatiques, sulfureux, les eaux minérales, thermales, les bains de mer, l'hydrothérapie, les bains d'air comprimé : parmi ces moyens, ceux qui agissent à l'extérieur, comme les différentes sortes de bains et de douches, l'hydrothérapie, sont spécialement indiqués dans beaucoup de cas » (Bouvier et Bouland).

B. Procédés préventifs s'adressant aux causes locales de la scoliose. — Ces procédés s'adressent aux diverses attitudes vicieuses que prennent si aisément les enfants débiles en imminence de scoliose.

a) Pendant la station debout, on insistera pour que l'enfant ne s'affaisse pas en avant ; on exigera même qu'il se tienne dans une attitude bien cambrée, jusqu'à l'exagération. On s'opposera à ce qu'il porte des fardeaux trop lourds, surtout de la main qui correspond au côté qui tend à devenir concave.

b) Pendant la station assise, tenant compte de l'observation de Dally que presque tous les enfants s'assient sur la fesse gauche, ce qui entraîne une inclinaison lombaire gauche avec courbure de compensation dorsale droite, on fera asseoir le sujet sur un plan incliné à droite.

La surveillance de la station assise deviendra surtout importante lorsque le sujet devra la garder longtemps, pour un travail scolaire, par exemple. De nombreux auteurs, Dally en France, Lorenz en Allemagne, se sont occupés de cette question que Hoffa, dans son récent *Traité d'Orthopédie* (1898), résume de la manière suivante : « La question de la station assise pour le travail dans la prophylaxie de la scoliose comporte, dit-il, la question du siège scolaire, du siège à domicile, enfin de l'attitude que doit prendre l'enfant pour travailler... Les conditions que doit remplir un bon siège scolaire sont multiples. La première réside dans ses justes proportions : la hauteur du siège doit être calculée d'après la longueur de la jambe, et répondre aux 2/5 de la longueur du corps ; la pro-

fondeur du siège d'après la longueur de la cuisse ;
et répondre environ au 1/5 de la longueur du
corps. D'autre part, il doit y avoir une juste proportion entre la hauteur de la table et la hauteur
du siège : la distance verticale entre le bord postérieur du pupitre et le plan du siège sera, le
bras bien pendant, égale à la distance de ce
plan et du coude ; on la considère d'ordinaire
comme égale à 1/4 de la longueur du corps
chez les garçons, un peu plus chez les filles,
parce que, pour elles, le plan du siège subit, de
par l'épaisseur des jupes, une certaine élévation.
Le plan du pupitre doit être incliné : l'inclinaison la plus faible sera de 6 centimètres sur
36 ; on en recommandera une plus forte à condition que les livres et les cahiers ne glissent
pas du pupitre : éventuellement, on s'oppose-
rait à ce dernier inconvénient par un rebord
fixé le long du tiers moyen du rebord inférieur du pupitre ; une inclinaison de 15 degrés est d'ordinaire la meilleure : la largeur
du pupitre doit dépasser 45 centimètres. De la
plus grande importance est la distance horizontale entre la verticale tombant du bord postérieur du pupitre et le bord antérieur du banc.
Une trop grande distance porte l'enfant à incliner,

pendant qu'il écrit, le haut du corps soit en avant, soit en avant et de côté, et à prendre ainsi une attitude scoliotique : on est aujourd'hui généralement porté, non seulement à réduire cette distance à zéro, mais encore à la rendre négative : la distance horizontale entre le bord postérieur du pupitre et le bord anté-

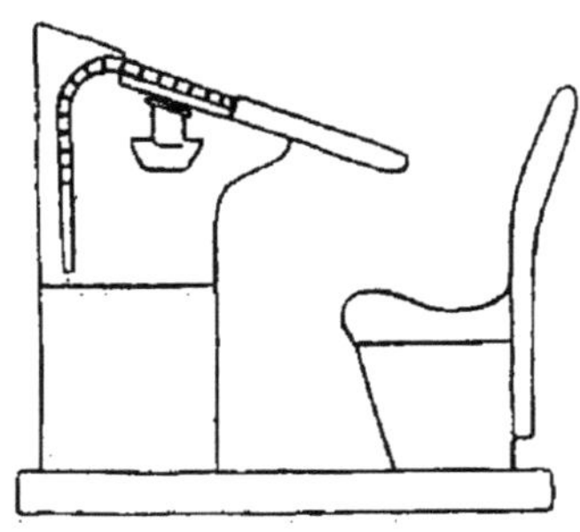

FIG. 1. — Banc d'école, modèle de Hoffa.

rieur du dossier ne doit que de peu dépasser le diamètre antéro-posté-rieur du corps au niveau de la région stomacale. Mais cela n'est bien que pendant l'écriture. Pen-dant les pauses, la dis-tance doit pouvoir être assez augmentée pour que les mouvements du haut du corps soient possibles et que l'enfant, lorsqu'il est appelé par le professeur, puisse se lever aisément. Une distance positive notable est alors préférable. Le mieux pour satisfaire ces deux nécessités est l'emploi d'un mécanisme qui puisse trans-former la distance plus en distance moins, et inversement, sans difficulté, et sans que l'enfant risque de se pincer les doigts. On répond au

problème en rendant mobile soit le pupitre, soit
le siège, soit les deux à la fois : les sièges mobiles ont tous l'inconvénient que la distance
négative doit être conservée pendant les pauses
de l'écriture : les pupitres mobiles par rabattement ou glissement sont donc préférables, surtout les derniers. Arrivons en au dossier qui
est, dans la prophylaxie de la scoliose, la partie
la plus importante du banc d'école. Il faut en effet
que le dos soit soutenu, même pendant l'écriture.
Les dossiers sacrés et sacro-lombaires recommandés autrefois par Meyer sont à cet égard tout
à fait défectueux : ils exigent, contrairement à la
règle que nous venons de poser, une contraction
permanente des muscles du dos de l'enfant. L'écolier ne trouve d'appui suffisant que dans les
dossiers qui sont inclinés en arrière, qui remon-
tent au moins jusqu'à l'omoplate, et qui présentent, dans leur partie inférieure, une forte
saillie correspondant à la lordose lombaire
normale, dans leur partie supérieure une forte
dépression, correspondant à la cyphose thoracique normale. Sur un tel dossier, le tronc
s'adapte sans le moindre effort musculaire,
et le dos s'appuie par le poids même du corps,
au point qu'un certain effort est nécessaire

pour l'en séparer et le remettre dans la rectitude. Du reste, pour qu'avec un dossier incliné comme celui que nous venons de décrire, l'enfant ne se soulève pas involontairement du siège, il est nécessaire que celui-ci soit aussi quelque peu incliné, et plus bas en arrière qu'en avant. La meilleure inclinaison pour le dossier comme pour le siège, est de 15 degrés. Les bancs d'écoles construits suivant les indications que nous venons de donner, ont été, dans ces derniers temps, l'objet de nombreuses variantes. On trouvera décrites, dans l'ouvrage de Lorenz sur la question, les plus intéressantes. Contentons-nous de donner comme exemple le banc de Schenk, et le banc de Küffel... La question du siège prophylactique à domicile est beaucoup plus simple que celle du banc d'école. On en a construit des modèles multiples. Je recommande surtout celui de Tausch de Munich auquel on peut même annexer une sangle élastique oblique agissant directement sur la scoliose.... Ajoutons que si l'attitude en reclinaison pendant l'écriture donne une position favorable du corps, cette position se trouve remise en question lorsque, comme on le faisait autrefois, on place le cahier d'écriture obliquement, en fai-

sant exécuter une écriture oblique : l'obliquité
du cahier nécessite en effet une inclinaison
latérale de la tête, qui entraîne après elle une

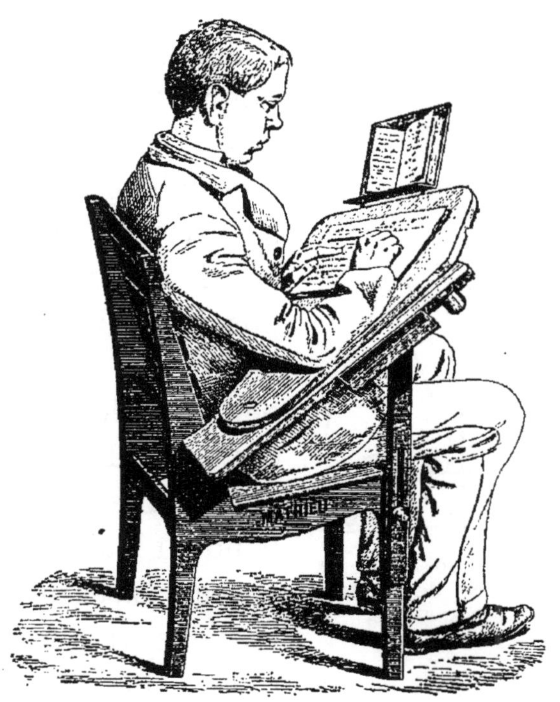

FIG. 2. — Banc d'étude à domicile, modèle Mathieu.

déviation vertébrale. Si l'on veut que le corps
soit tenu droit, on doit faire tracer les lignes
parallèlement au bord du pupitre, ce qui, combiné avec une position droite du cahier a pour
conséquence de rendre l'écriture verticale. La

figure de Schubert, représentant un écolier exécutant cette écriture droite, démontre à l'évidence l'attitude satisfaisante qui en résulte. Un cahier droit et une écriture verticale sont donc les deux conditions qui doivent être remplis,

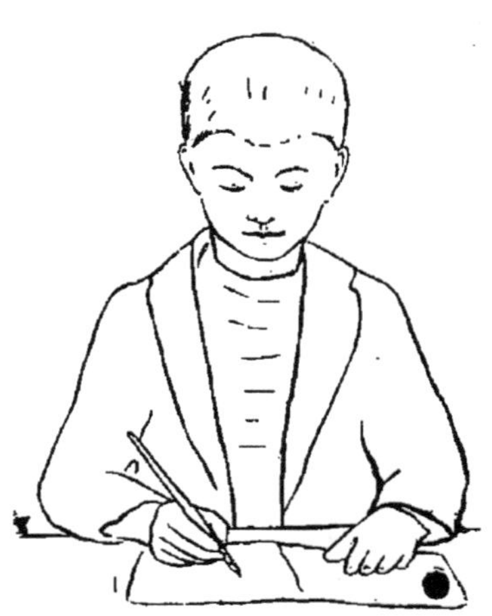

Fig. 3. — Attitude de choix pour l'écriture de l'enfant prédisposé à la scoliose.

pour qu'avec l'association de l'attitude en reclinaison, l'exercice de l'écriture soit rendu aussi peu nuisible que possible. Des alternatives entre cette attitude pendant l'écriture et une certaine liberté dans les mouvements latéraux pendant les pauses, l'absence d'excès dans la durée des travaux assis, constituent en réalité l'un des éléments les plus importants dans la prophylaxie de la scoliose ».

c) Pendant le repos au lit, on fera coucher les adolescents en imminence de scoliose sur le dos, sans oreillers, sur un lit très dur et au besoin sur une planche, ou dans le décubitus latéral, du côté concave (Witburn). Si l'on peut obtenir que le repos au lit se fasse dans de bonnes conditions, on le conseillera le plus prolongé possible, d'une douzaine d'heures par jour au moins, avec une sieste l'après-midi.

Accessoirement on devra s'occuper des tares infantiles qui, à l'époque de l'adolescence, peuvent favoriser les attitudes défectueuses que nous venons de chercher à corriger.

1° La longueur relative des membres inférieurs doit, chez tout sujet en instance de scoliose, être soigneusement mesurée. Leur inégalité est en effet, pour cette affection, une cause prédisposante dont l'influence ne saurait être exagérée : certains auteurs vont même jusqu'à dire que l'on retrouve cette inégalité chez tous les scoliotiques ; pour ma part je ne le crois pas. Mais il n'est pas douteux que chez bon nombre d'entre eux on constate, pour peu qu'on veuille y porter attention, un pied plat, un genou valgum ou varum, un raccourcissement unilatéral d'une cuisse. L'inégalité de longueur des membres inférieurs qui en résulte entraîne un défaut de statique du corps peut décider le développement d'une scoliose qui serait, sans elle, restée à l'état d'imminence. Il faut donc les rechercher, au besoin par des mensurations attentives, et y obvier sans attendre.

b) La myopie est également, chez les sujets menacés de scoliose, une cause prédisposant d'une façon toute particulière à cette affection. Cela surtout lorsqu'il s'agit d'un sujet astreint à des travaux scolaires. Elle entraîne en effet presque fatalement et à l'excès, les attitudes défectueuses que nous avons indiquées. Il faut donc la corriger par des lunettes ou un lorgnon approprié qui permettront au jeune homme ou à la jeune fille de mieux lutter contre ces attitudes.

Les végétations adénoïdes, les hypertrophies de la muqueuse nasale, en un mot, toutes les causes qui gênent la respiration du côté de ses voies supérieures, doivent-elles être, elles aussi, rangées parmi les causes locales dont la suppression fait utilement partie des mesures prophylactiques destinées à s'opposer au développement de la scoliose des adolescents ? Je ne suis pas de cet avis. Ces affections agissent bien, par l'intermédiaire de l'état général, ou par les défectuosités de fonctionnement du thorax qu'elles entraînent, sur l'attitude vertébrale. Mais ce n'est pas une scoliose qu'elle entraînent, c'est une déviation particulière, une cyphose à grand rayon, analogue à celle que l'on rencontre dans les affections pulmonaires chroniques, telles que la tuberculose. Je n'ai jamais, chez aucun des scoliotiques que j'ai traités, trouvé d'hypertrophie ou de végétations.; au contraire chez les sujets qui se sont présentés à moi avec cette cyphose spéciale, et chez lesquels l'auscultation me permettait d'éliminer une lésion thoracique, j'ai toujours, à coup sûr, trouvé l'une ou l'autre des affections ci-dessus, sauf une fois où il s'agissait d'une sténose trachéale, suite de trachéotomie, c'est-à-dire d'une lésion obstruant également les voies respiratoires supérieures. J'insiste sur cette *cyphose respiratoire*; sa connaissance est intéressante au point de vue pathogénique et au point de vue thérapeutique, puisqu'elle disparaît toujours et très vite par le traitement de sa cause ; mais n'étant pas une scoliose, ni surtout la scoliose des adolescents, elle ne rentre pas dans le cadre de notre étude actuelle.

Enfin, je ne saurais terminer cette étude du traitement prophylactique de la scoliose sans insister sur la question du vêtement et plus particulièrement du corset. Le corset ordinaire, chez la jeune fille prédisposée à la scoliose, est déjà mauvais par la constriction et l'immobilité thoracique qu'il entraîne, mais le pire des corsets c'est le corset à épaulettes : par exemple le corset des jeunes enfants, ou le corset que plus d'une corsetière conseille aux jeunes filles dont la taille se dévie : il ne faut pas oublier en effet que ce corset porte une lourde charge, pantalons, jupons et bas, qui pèse si bien sur les épaules que plus d'une fois, en présence de fillettes qui, sans souci encore de leur toilette, avaient laissé sans usage l'une des deux épaulettes pendant des semaines ou des mois, il m'est arrivé de me demander si le poids ainsi reporté sur une seule épaule n'avait pas été l'une des causes adjuvantes de la scoliose commençante qu'elles présentaient : on aurait tort de n'y point veiller à l'occasion.

2° *Procédés thérapeutiques.*

Les procédés thérapeutiques basés, nous l'avons dit, sur l'anatomie pathologique de la scoliose, s'adressent les uns aux muscles les autres au squelette vertébral, supposés lésés, tantôt les uns, tantôt l'autre, dans cette affection.

Quoiqu'il en soit de sa cause, la déviation rachidienne consistant en une flexion latérale, avec torsion sur l'axe du côté convexe de la flexion, tous les procédés, musculaires ou ostéo-articulaires, s'adressent, soit à l'un ou l'autre, soit aux deux éléments de cette difformité : dissociation mécanique de l'action thérapeutique qui sera nécessairement beaucoup moins nette pour les procédés musculaires qui s'attaquent seulement à la cause supposée de la déviation, que pour les procédés osseux, qui s'attaquent à cette déviation même : c'est à propos de ces dernières que nous aurons plus particulièrement à y insister.

L'action à utiliser est en outre, cela va de soi, variable avec la forme de scoliose en présence de laquelle se trouve le chirurgien. Il y a, sans compter la scoliose totale, des scolioses dorsale primitive à convexité droite, et dorsale primitive à convexité gauche, lombaire primitive à convexité droite et lombaire primitive à convexité gauche, cervico-dorsale. Chacune de ces modalités répond à un problème différent. On conçoit que nous ne pourrons, pour chaque procédé musculaire ou osseux, décrire la variante qui répond à chacune d'elle. Le plus souvent, nous nous contenterons d'étudier la marche à suivre dans la variété de scoliose de beaucoup la plus commune, dans la variété dorsale à convexité droite, qui représente au moins les 95 centièmes des cas qui se présentent au chirurgien.

Avant d'aborder la description des procédés, nous devons encore dire que plusieurs d'entre eux ne semblent pas, au moins au point de vue de notre classification en procédés musculaires et procédés ostéo-articulaires, avoir été inspirés par une logique bien rigoureuse : en effet, certains procédés agissant manifestement sur les muscles ont été conseillés par des partisans résolus de l'origine osseuse de la scoliose : telle la gymnastique, par Kirmisson et certains procédés agissant à n'en pas douter sur le seul squelette, par des partisans de l'origine musculaire de cette affection : telle la réduction suivie de contention, par Sayre. Nous ne nous arrêterons pas à ces incongruences, que nous devions toutefois signaler.

Ceci dit, passons à notre description.

A. *Procédés agissant sur les muscles*

Les procédés agissant sur les muscles sont de deux sortes : les uns essaient de supprimer l'action de certains muscles supposés, par excès d'action, provocateurs de la déviation vertébrale, les autres essaient de renforcer l'action de certains muscles, les mêmes ou d'autres, supposés, par défaut d'action, provocateurs de la même déviation.

a). Procédés ayant pour but de supprimer l'action de certains muscles. — Un seul procédé a cherché à remplir cette condition, c'est la myotomie, imaginée par Guérin, en conséquence de la théorie d'après laquelle il admettait pour cause à la scoliose la rétraction active des faisceaux musculaires groupés autour du rachis. Guérin basait cette théorie sur l'existence de déviations du rachis avec altérations évidentes des centres nerveux chez certains monstres, sur la coexistence fréquente des déviations rachidiennes avec d'autres difformités dont l'origine musculaire est admise telle que le pied-bot et le torticolis, enfin sur la constatation, chez certains scoliotiques d'un raccourcissement actif de certains muscles, révélé par leur tension, leur saillie sous-cutanée leur transformation fibreuse. Il est aujourd'hui admis par tous que tout au moins en ce qui regarde la scoliose des adolescents la théorie de Guérin doit être absolument abandonnée.

2.

Il en est par conséquent et nécessairement de même de la thérapeutique qu'il avait cru pouvoir en déduire. La myotomie rachidienne, après un moment de retentissement passager, a été dès 1860, a peu près complètement laissée de côté.

Elle n'a plus qu'un intérêt historique.

Elle échappe du reste, véritablement à toute description opératoire. Guérin n'a pas donné cette description, qui, d'ailleurs, pour être complète, devrait être singulièrement longue, ainsi qu'on en jugera par les renseignements tout à fait suffisants donnés à son sujet par S. Baudin dans sa thèse.

« De la conception théorique de Guérin, dit cet auteur, ressortait très logiquement l'indication d'opérer la myotomie sous-cutanée des faisceaux, à la contracture desquels il attribuait la déviation. Quels étaient ces muscles ? Guérin les classait en quatre groupes dont deux sont surtout importants au point de vue qui nous occupe : les agents de l'inclinaison cervico-dorsale, c'est-à-dire le transversaire du cou, le cervical descendant, les faisceaux inférieurs du muscle long du cou, le grand complexus et les scalènes, et les agents de l'inclinaison dorso-lombaire,

parmi lesquels J. Guérin faisait jouer un rôle
prépondérant et presque exclusif à cette série
de faisceaux musculaires internes du long dorsal qui, émanée de l'aponévrose commune
sacro-lombaire vient se fixer au sommet des
apophyses épineuses des premières vertèbres
lombaires et que Winslow décrivait comme un
muscle spécial, le spinal ou long épineux du
dos. J.Guérin attribuait une action extrêmement
active à ce muscle qui n'est qu'un groupe de
petits faisceaux et qu'il affirmait pouvoir être
senti à l'état de corde tendue chez les scoliotiques et même chez les individus sains dans le
mouvement volontaire de l'incurvation latérale
du rachis. Il est hors de doute cependant que le
long épineux n'est qu'un des facteurs de la
flexion latérale des vertèbres et que les innombrables faisceaux des gouttières rachidiennes,
faisceaux transverso-transversaires du sacro-
lombaire et des inter-transversaires des lombes,
faisceaux épino-transversaires du long dorsal,
faisceaux du transversaire épineux, agissent
beaucoup plus puissamment comme faisceaux
latéraux que le muscle de Winslow. J. Guérin,
ne trouvant point chez les scoliotiques un ou
deux tendons à couper en qui se résumait, pour

ainsi dire, la résultante des rétractions musculaires, sectionnait, en une ou plusieurs opérations, les faisceaux musculaires multiples qu'il sentait sous la peau, durs, tendus, résistant au doigt. C'est ainsi que, dans une de ses observations, que nous prenons au hasard, il sectionna une première fois le long dorsal droit au niveau de la onzième dorsale, et le spinal gauche au niveau de la huitième puis, trente-cinq jours plus tard, successivement, trois transversaires épineux au niveau des quatrième, cinquième et sixième dorsales. Avant et après l'opération ou les opérations, le malade était soumis à un traitement préparatoire ou adjuvant, lequel consistait dans l'emploi du lit à extension parallèle, de la ceinture à flexion, de manipulations tendant à détordre la colonne vertébrale et d'exercices gymnastiques ».

Notons sans y insister que c'est à ces derniers moyens, considérés comme accessoires par J. Guérin, que furent très probablement dus les résultats obtenus par lui dans un certain nombre de cas, et qu'il attribuait à la myotomie.

b) Procédés ayant pour but de renforcer

l'action de certains muscles. — Des procédés beaucoup plus nombreux, ayant pour but de renforcer l'action des muscles répondant au côté convexe de la déviation, muscles supposés, suivant la théorie d'Enlenburg, « affaiblis, parésiés, et par suite incapables de ramener le rachis à la rectitude » (Kirmisson), comprennent leur électrisation, leur massage, et des exercices gymnastiques très divers et très variés.

Nous allons décrire les uns et les autres avec le soin qu'ils méritent.

α) L'électricité a été et est encore employée contre la scoliose. Duchenne, de Boulogne, conseillait un courant intermittent pendant 8 à 10 minutes tous les deux jours ; P. Bouland, Bruckner, y associaient le courant constant, avant et après ; Dally, cherchant une action trophique et nutritive, emploie le courant continu très modéré, dont il prolonge l'action pendant une vingtaine de minutes.

β) Le massage est aussi très employé, plus souvent même que l'électricité, à cause de son application plus facile, Graham et Landerer y ont récemment consacré des travaux spéciaux.

γ) Les exercices gymnastiques, de même but

que les moyens précédents et souvent associés au
second d'entre eux, comportent, outre les exercices de la gymnastique générale, destinés à fortifier l'enfant, des exercices respiratoires et des
exercices spéciaux, que doit surveiller le médecin, et sur lesquels nous allons insister particulièrement.

I. *Exercices respiratoires*. — « La première
chose à enseigner aux enfants scoliotiques, dit
très justement Mme Nageotte, est la respiration
normale, ample, aussi bien costale que dia-
phragmatique, car les scoliotiques, comme tant
d'autres enfants, respirent fort mal ; les épaules
ramenées en avant, le ventre proéminent, la
poitrine plate, ils paraissent presque immobiles. Quelquefois on ne trouve qu'une ampliation
thoracique de 1/4 à 1/2 centimètre au niveau de
la circonférence axillaire dans la respiration habituelle, 2 à 3 centimètres d'expansion dans la
respiration forcée ; en s'exerçant à respirer, une
enfant de sept à huit ans peut gagner en un
mois jusqu'à 2 centimètres de circonférence thoracique et avoir une ampliation thoracique de
6 à 7 centimètres ; plus tard, les progrès sont
naturellement plus lents, puisque l'enfant a

atteint le développement respiratoire normal à son âge ; ce résultat à lui seul suffit pour changer complètement l'état général du petit scoliotique ».

Les exercices respiratoires à exécuter ont été décrits par de très nombreux orthopédistes, entre autres par A. S. Taylor, Heath, B. Roth, etc.

Ceux décrits par Dally pourront servir de type. « Ils sont, dit-il au nombre de cinq principaux qui sont : 1° Prendre et conserver l'attitude normale du corps en s'appliquant contre un mur, de une à dix minutes plusieurs fois par jour. 2° Les deux bras et les mains étant tendus horizontalement en avant, les paumes des mains se regardant, écarter lentement les bras en même temps que l'on penche la poitrine en avant. Rester dans cette position trente secondes, inspiration nasale profonde. Retour à la position initiale, expiration. Recommencer six fois. 3° Les bras étant baissés le long du corps, les élever en avant, les doigts bien tendus, très lentement au-dessus de la tête, paumes en avant, inspiration profonde. Descendre, lentement sur les côtés du corps, paumes en l'air, en expirant lentement jusqu'au bout. 4° Doubles cercles latéraux. Le corps dans la position normale. Exécuter d'arrière en avant des doubles cercles latéraux aussi larges que possible, les bras bien tendus, en ayant soin de pencher le corps en avant chaque fois que les bras sont rejetés en arrière, et de ne jamais pousser le ventre en avant, le mouvement devant se faire en avant dans les articulations scapulo-humérales. 5° Les bras en croix horizontalement, la paume des mains regardant en haut ; flexion latérale et alternative du tronc ; les bras s'élèvent ou s'abaissent avec le tronc. La flexion se fera dans le plan transversal régulier, l'abdomen rentré, les jambes raidies, le bassin fixe. La limite de la flexion est l'attitude verticale le bras élevé. — Tous ces mouvements doivent être exécutés lentement, les doigts et les bras aussi tendus et allongés que possible. Exécutés de la sorte, ils produisent des effets qu'on ne saurait attendre des exercices accomplis selon la cadence rapide. »

II. *Exercices spéciaux.* — Les exercices spéciaux, exclusifs à la thérapeutique de la scoliose, vont nécessiter de notre part une description plus détaillée.

Nous allons tenter de la faire aussi claire que possible, en étudiant successivement ceux d'entre eux qui sont susceptibles d'être exécutés sans appareils et ceux pour lesquels l'emploi d'un appareil est nécessaire.

1° *Les exercices gymnastiques spéciaux exécutés sans appareils* sont connus sous le nom d'exercices suédois ou d'exercices kynesithérapiques.

Ils ont été imaginés par Lachaise au début de ce siècle, mais ils n'ont été vulgarisés qu'à la suite des travaux de Ling, qui eut, tant en Suède et en Allemagne que plus tard en France, de nombreux adeptes : Enlenburg, Berend, Meding, Dally comptent parmi les plus connus ; on trouvera la liste des autres dans les traités récents de gymnastique suédoise publiés par Hartelius en 1895 et Bourcart en 1898.

La gymnastique suédoise comprend des mouvements simples et des mouvements doubles. Les premiers sont exécutés par le sujet seul. Les seconds sont exécutés avec le concours d'un aide qui résiste au sujet pendant que celui-ci produit un mouvement (mouvement double concentrique) ou qui imprime des mouvements au sujet alors qu'il résiste (mouvement double excentrique).

Nous allons décrire successivement les uns et les autres.

A. *Exercices simples, exécutés librement par le sujet seul.* — Les exercices simples, exécutés par le sujet seul, sont :

a) L'exercice de Bouland. — Il consiste, à placer tout d'abord le sujet dans une attitude spéciale. « Savoir, debout, les pieds un peu écartés, les talons sur la même ligne et fortement appuyés sur le sol, le ventre rentré, la poitrine en avant, la tête fixée sans raideur, le regard fixé sur un point placé à quelques mètres et à la hauteur des yeux. Dans cette attitude, le sujet doit faire un effort mental comme s'il voulait porter le buste obliquement en haut et à droite ou à gauche, suivant le côté de la courbure supérieure, et toucher le plafond avec la bosse pariétale correspondante sans lever le menton ni incliner la tête et le buste qui doit être maintenu immobile. Ce sont les membres inférieurs qui produisent la contre-extension. Aussi, au début, le sujet accuse-t-il de la fatigue aux genoux. On fait répéter cet effort cinq ou six fois. Ensuite le sujet s'allonge pendant dix minutes, après lesquelles il fait une nouvelle série du même exercice. La séance se compose de trois séries d'exercices et de deux repos de dix minutes ; il est bon qu'elle se termine par un repos de vingt-cinq à trente minutes, pendant lesquelles le sujet doit rester allongé. Chaque mouvement ou effort doit être suivi d'un petit repos de cinq à six secondes ».

b) L'exercice de Roth. — « Il consiste à placer le sujet, les yeux fermés, devant une glace, lui dire de se tenir droit, lui faire constater en rouvrant les yeux qu'il a la tête penchée et régulariser sa position ; le malade est d'abord très gêné, puis, enfin, même les yeux fermés, se met naturellement comme il faut de lui-même et se maintient sans fatigue (Saint-Germain) ».

c) Les exercices de flexion et d'extension forcée. — « Ces exercices, dit Mme Nageotte Vilbouchevitch, sont faits, les uns dans le décubitus dorsal ou ventral, les autres debout, adossé à un mur sans appui.

« C'est dans cet ordre qu'il faut les apprendre aux enfants qui sont, au début, trop faibles pour garder leur bonne attitude debout.

a) Exercices exécutés dans le décubitus.

1º Décubitus dorsal. — L'enfant est couché

par terre, talons joints, épaules au même niveau, tête droite, bras étendus le long du corps
en supination complète, afin de ramener les
omoplates en arrière en développant la poitrine ; en même temps il doit s'appliquer au
plancher de toute la surface postérieure du

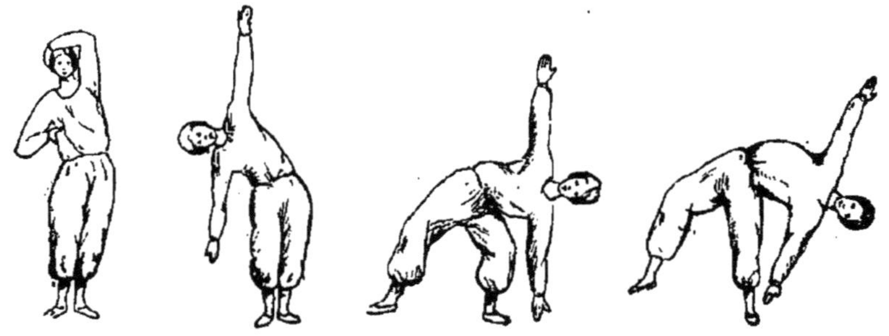

Fig. 4 à 7. — Exercices d'inclinaison latérale dans le traitement
de la scoliose, d'après Mme Nageotte.

corps en effaçant le plus possible l'ensellure
lombaire. En partant de cette position, on fait
exécuter des séries de mouvements, en alternant
les différentes parties du corps ; chaque mouvement est répété de cinq à dix fois, en comp-
tant en cadence :

Série A. — 1° Bras dans trois positions : a) le
long du corps en supination ; b) en croix ; c) sur
les côtés de la tête, touchant les oreilles, aussi

tendus que possible. Respirer dans chaque attitude en montant, revenir de même à la position de repos ; 2° Lever chaque jambe jusqu'à la verticale, genou tendu, l'autre membre immobile ; 3° Tourner la tête de chaque côté jusqu'à coucher la joue par terre, sans entraîner les épaules, les bras toujours immobiles, en supination.

Série B. — 1° Bras allongés dans quatre directions, en partant chaque fois de la position première : a) le long du corps, b) en croix ; c) verticalement ; d) sur les côtés de la tête. 2° Ecarter chaque jambe transversalement, genou tendu, et ramener à la position de repos. 3° Fléchir la tête jusqu'au contact du menton et du sternum ; revenir lentement à la position de repos.

Série C. — 1° Tours de bras : mouvement circulaire, les bras en supination décrivant un demi-cercle par terre, pour se rejoindre au dessus de la tête. Là, les doigts s'entrecroisent, l'enfant s'étire le plus possible et ramène les bras parallèlement, en décrivant un demi-cercle dans un plan vertical ; 2° Tour de jambe : la jambe tendue est levée verticalement, portée en dehors à terre et ramenée à sa place, tout le reste du corps immobile ; 3° Tour de tête : la tête est d'abord fléchie, le menton arrive sur le sternum, la tête s'incline de manière à amener l'oreille au contact de l'épaule et revient à sa position de repos par le même trajet.

Série D. — 1° S'asseoir sans l'aide des bras, le dos droit, la tête étendue, se recoucher très lentement sans arrondir le dos ; 2° Lever les deux jambes tendues jusqu'à la verticale, abaisser lentement ; 3° Fléchir le tronc latéralement ; en supposant une scoliose droite, incliner d'abord le tronc du côté répondant à la convexité dorsale, puis le pencher du côté de la convexité lombaire de manière à produire des courbures en sens inverse. Rester dans cette position le temps de faire plusieurs inspirations, puis revenir à la position symétrique ; les enfants la retrouvent difficilement dans ces conditions et il faut y veiller.

2) Exercices exécutés dans le décubitus ventral.

A. Les bras fortement tendus, se soulever et respirer.

B. Lever chaque jambe tendue ; tour de jambe ; la tête repose sur la joue du côté de la jambe levée.

C. Natation. Les bras et les mains restant en supination, les paumes regardent le sol durant tout le mouvement circulaire, contrairement à l'attitude de la natation réelle, afin de ne pas détacher les omoplates du thorax. Les coudes ne s'appuient jamais par terre, afin d'éviter l'ensellure passive.

3°) Exercices exécutés dans la position verticale.

Ces exercices sont tout d'abord exécutés, l'enfant appuyé le long d'un mur, puis sans appui.

Dans les exercices debout avec appui, l'enfant applique contre le mur toute la surface postérieure du corps, les bras en supination. Les séries A, B, C, décrites tout à l'heure, sont répétées dans cette position. Les mouvements des jambes sont faits des deux côtés, mais plus souvent en levant le membre du côté de la convexité dorsale ; le tronc, dans ce cas, se porte du côté opposé en redressant la courbure lombaire. Les mouvements asymétriques du tronc sont aussi fort importants ; suivant la manière dont est faite la flexion latérale du tronc, elle tend à infléchir soit la colonne dorsale, soit la colonne lombaire, dans l'un ou l'autre sens. Supposons une scoliose à convexité dorsale droite, et à convexité lombaire gauche ; les mouvements doivent tendre à produire une concavité dorsale droite et une concavité lombaire gauche ; la première s'obtiendra par les deux premières, la seconde par les deux dernières positions que voici : 1° Jambes droites, tendues, main droite appuyée sur le thorax aussi loin en arrière et en haut que possible, bras gauche sur la tête qui est ainsi penchée à gauche légèrement. 2° Jambes droites, région lombaire droite, bras en croix, fléchir la partie supérieure du tronc en abaissant l'épaule droite. 3° Jambe droite étendue, jambe gauche fléchie sur la cuisse de manière à permettre aux bras tendus de toucher terre ; les bras sont en croix, le thorax bien tendu, raidi, glissant le long du mur, de façon à ce que la flexion ne se reproduise que dans la légion lombaire. 4° Jambe gauche tendue, tout le corps droit et raide, les bras en croix, bascule autour de l'articulation coxo-fémorale gauche ; dans un second temps la flexion latérale atteint le maximum, la jambe droite est levée pour permettre à

difficile à exécuter, cet exercice demande à être surveillé constamment et appris graduellement (Nageotte) ».

b) La chaise orthopédique. — Elle est munie d'un dossier droit, remontant jusqu'aux épaules et d'une ceinture qui fixe au dossier le tronc de l'enfant tandis qu'il exécute l'exercice dit du bâton qui a pour résultat d'appliquer fortement son dos au dossier, et de reporter ses épaules en arrière.

c) La toise orthopédique. — Le malade y est également fixé par une ceinture. « Il se place dans l'attitude du sujet dont on veut mesurer la taille et s'efforce de

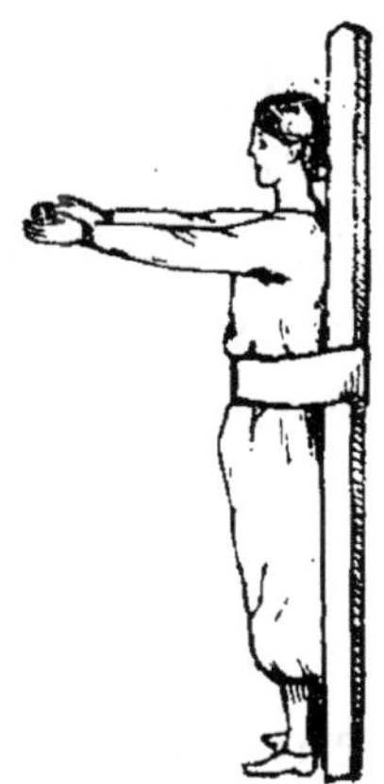

Fig. 10. — Toise orthopédique.

se grandir sans que les talons touchent la terre. Son effort se traduit par l'extension forcée de la colonne vertébrale et on en constate le résultat grâce au mouvement ascensionnel d'un curseur qui glisse à frottement, le long d'une échelle graduée, par la poussée du sommet de la tête... le curseur s'élève parfois de plusieurs centimètres... on peut rendre cet effort d'extension verticale plus énergique en surchargeant le cur-

seur d'un poids adapté à la force du sujet »
(Lagrange).

*d) L'appareil à montants verticaux de M. Kir-
misson.* — « Il se compose, dit son auteur, de
deux montants verticaux réunis entre eux, à la
partie inférieure, par une tablette horizontale
sur laquelle monte le malade. Les talons doivent
toucher en arrière aux supports verticaux et la
pointe des pieds être dirigée en dehors, de façon
à élargir la base de sustentation. Le malade
fait effort pour se redresser autant que possible,
comme s'il voulait se grandir, sans toutefois
s'élever sur la pointe des pieds... Dans cette
attitude, la région de la nuque répond à l'écartement existant entre les deux montants verticaux ; les bras sont tombants le long du corps.
Le tronc est aussi droit que possible, les épaules ramenées en arrière et à la même hauteur,
le bassin bien horizontal. Comme beaucoup de
malades ont tendance à la lordose lombaire exagérée, j'ai fait placer sur les parties latérales de
l'appareil des crochets qui servent à fixer une
ceinture venant appuyer sur la région antérieure
du bassin et forçant les malades à se redresser.
Les choses étant ainsi disposées, le malade
exécute des mouvements synergiques des mem-

bres supérieurs et de la respiration ; les mouvements d'inspiration coïncidant avec ceux d'élévation des bras tandis que les mouvements
d'expiration se font avec l'abaissement des membres supérieurs. Ces
mouvements, exécutés lentement,
avec la plus grande précision possible, sont répétés de vingt à trente
fois. On leur donnera plus de précision encore si l'on place dans
chacune des mains du malade une
haltère de petit volume. L'avantage de cet appareil fort simple me
paraît être de permettre au malade,
vu l'écartement qui existe entre le
mur et la face antérieure des supports verticaux, de porter les bras
en arrière, de façon à lutter contre
la tendance à la cyphose dorsale.
On peut même, en portant plus en
arrière celui des deux membres su-

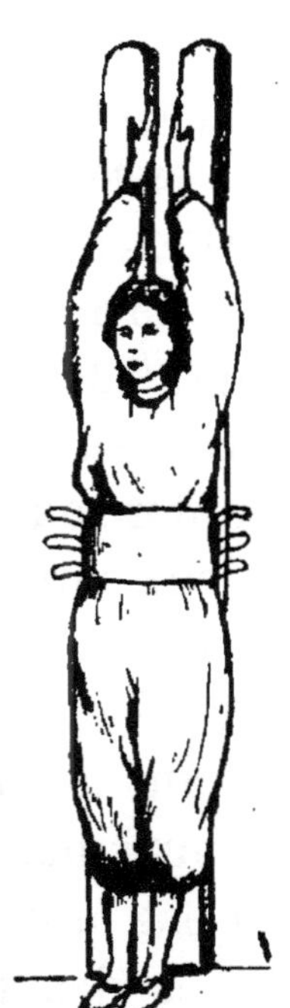

Fig. 11. — Appa-
reil à montants
verticaux du
Dr Kirmisson.

périeurs qui répond à la saillie costale exagérée,
le droit le plus souvent, lutter contre la gibbosité, et contre la tendance qu'a l'épaule de ce
côté à se porter en avant ».

e) Les perches. — L'enfant y est fixé par une

ceinture et des liens latéraux ; il se porte tout d'abord en avant autant que le permettent ces liens puis revient en arrière brusquement tout d'une pièce, le bassin maintenu rigide sur le tronc, tandis qu'on appuie sur son dos.

f) Les cordes parallèles et inclinées de Delpech. — « Deux cordes tendues et parallèles, dit Delpech, fixées de manière à former avec l'horizon un angle de 45 degrés, sont garnies de bobines en bois glissant sur les cordes et disposées de façon à s'adapter sous les aisselles. Le sujet, placé entre les deux cordes, la figure dirigée vers le haut de l'appareil, appuie chacune de ses aisselles sur une bobine. Puis saisissant les cordes avec les mains en avant des bobines et imprimant à son corps un mouvement d'oscillation il profite du moment où il est projeté en avant pour rapprocher les bobines des mains. Il reporte ensuite ces dernières en avant et repète le même mouvement jusqu'à ce qu'il soit arrivé à une certaine hauteur. Pour opérer la descente, il suffit de laisser le corps suspendu sur les bobines descendre sous l'influence de la pesanteur, en modérant les mouvements avec les mains » (Dubreuil).

g) Les anneaux de Barwell. — « Dans le plafond d'une chambre assez haute, faites, dit Bar-

well fixer deux crochets écartés de 30 centimètres
environ. Pendez à ces crochets deux cordes
supportant des anneaux analogues à ceux des
gymnastes, placés de façon que leur extrémité
inférieure soit à peu près au niveau des yeux du
sujet debout. Celui-ci se tient entre les deux anneaux, en prend un de
chaque main, puis se
jette d'un côté, et par
une traction alterna-
tive de chaque main,
balance son corps en
cercle en gardant ses
pieds autant que pos-
sible au même point.
La face, la poitrine,
doivent toujours être
tournés dans la même

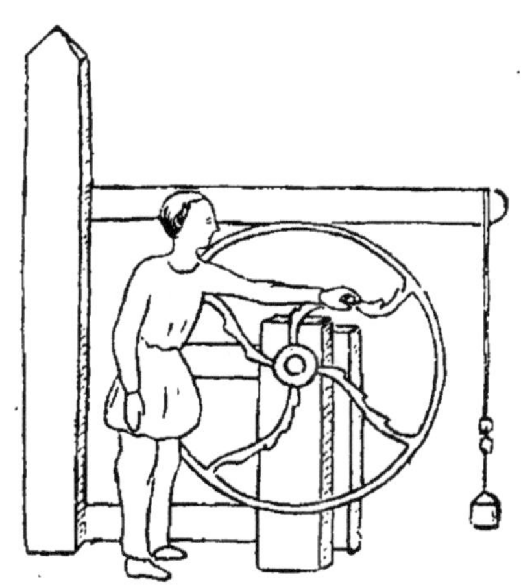

FIG. 12. — Roue de Ch. Heiser.

direction. Le corps s'incurve alternativement
dans les différentes directions. »

h) La roue de Ch. Heiser. — Le malade la
fait tourner avec la main du côté opposé à la
convexité scoliotique ; la manivelle peut se mettre
à toute les hauteurs et permet de faire porter
l'action tantôt sur une partie, tantôt sur une
autre du rachis ; enfin la force à employer est

graduée à l'aide de poids qui opèrent une pression sur la roue.

i) Le balancier de Beely. — Avec son aide le malade, assis dans une caisse les pieds appuyés en avant, les mains élevées en l'air et entourant la traverse du balancier, qui est en forme de trapèze, exécute des mouvements qui vont de l'extension forcée dans la position horizontale, à l'extension forcée dans l'attitude verticale : les diverses parties de l'appareil étant combinées pour mettre en action, d'une façon particulière, dans ces divers mouvements, les muscles du dos.

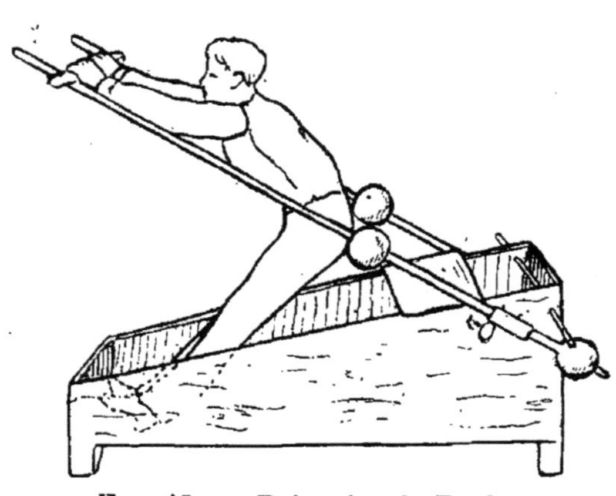

Fig. 13. — Balancier de Beely.

j) La potence de Delcroix. — « Une potence se meut autour d'un axe horizontal, et dans cet axe est immobilisé le bassin. Au centre de la barre transversale, décrivant l'arc de cercle, se trouve un pivot mobile se terminant par un appareil de Sayre. Soit un cas de

scoliose dorsale à convexité droite : l'enfant
est placé dans le décubitus latéral gauche, le
haut du cou dépassant le bord de la table. On
fixe le bassin, puis, à l'aide d'une mentonnière, on produit l'extension de la colonne
vertébrale. L'enfant exécute ensuite lui-même un
second et
troisième
temps : par
la contrac-
tion des
muscles
du côté
droit du
rachis, du
cou, du
thorax et
de l'abdo-

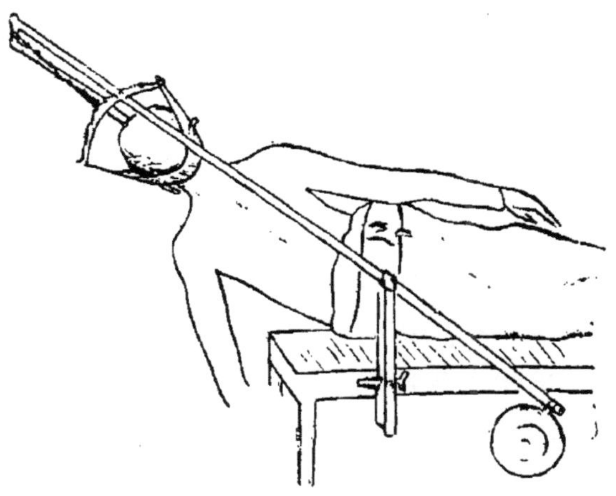

Fig. 14. — Potence à flexion latérale de Delcroix.

men, il porte le haut du corps en haut et en
arrière. La région dorsale de la colonne vertébrale, de convexe devient concave. Ce mouvement de redressement est facilité par deux poids
qui glissent le long des tubes latéraux de la
potence, sous l'axe fixe et qui, placés plus ou
moins loin de ce dernier, exigent des contrac-
tions musculaires plus ou moins énergiques. »

k) L'appareil à flexion latérale de Schulthess. — « Dans une forte charpente de métal se trouve placée une planchette qui se laisse soulever aisément au moyen d'une manivelle dentée. A la partie postérieure de l'appareil se trouve une bobine très mobile, à laquelle sont fixés deux leviers se dirigeant en haut et un troisième se dirigeant en bas. Ce dernier supporte un poids mobile et une échelle et peut en outre, en se fixant sur un cadran, être placé à angle plus ou moins obtus par rapport aux leviers supérieurs. Ces derniers, réunis en haut, supportent, sur le prolongement de leur pièce de jonction. une roue pour la chaîne d'un appareil à suspension, puis plus bas une pièce transversale soutenant des épaulières, enfin un crampon avec une tige pouvant tourner horizontalement et supportant une pelote. Tous ces emboîtements sont mobiles verticalement. Les supports axillaires sont mobiles de droite à gauche et dans le sens de la profondeur. Un mécanisme puissant sert à fixer le bassin : ses fixateurs latéraux sont également distants de la ligne médiane.

Cet appareil permet au malade, le bassin étant fixé, le rachis étendu suivant son axe et la partie saillante du thorax comprimée par une pelote, les épaules étant maintenues en bonne position et une vigoureuse résistance agissant latéralement sur les pièces scapulaires de l'appareil, d'exécuter des mouvements de flexion latérale du tronc.

Ces mouvements sont si peu fatigants, étant donné l'agencement des diverses pièces de l'appareil, qu'ils peuvent être prolongés pendant 8, 10 ou 15 minutes.

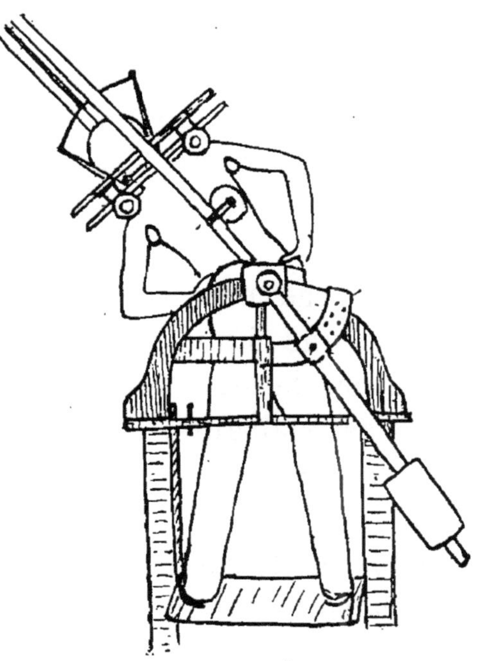

Fig. 15. — Appareil à flexion latérale de Schulthess.

Les détails d'application varient nécessairement suivant la nature de la scoliose en traitement, mais on peut établir les règles générales suivantes :

1° La position des croissants axillaires doit

être déterminée suivant l'inclinaison du malade à droite ou à gauche.

2º L'épaule saillante en avant doit être légèrement repoussée en arrière.

3º La pelote doit être placée sur le côté où l'on remarque la plus forte torsion.

4º La plus forte résistance doit s'établir du côté de la pelote, quoique avec des réserves, car il n'est pas rare que le sujet ait tendance non à se fléchir, mais à pousser du côté de la résistance.

Chaque cas nécessite donc, de la part du chirurgien, une étude préalable qui permettra de déterminer la situation qui donne la correction la plus satisfaisante. »

l) L'appareil à détorsion automatique de Schulthess. — « Une forte tige de fer supporte deux pièces de fonte dont l'inférieure sert de support pour un appareil destiné à maintenir le bassin, et la supérieure pour un mécanisme servant à produire la rotation de la partie supérieure du corps. Ces deux pièces peuvent être, à l'aide de deux tiges, S et T, déplacées dans le sens vertical.

La rotation est produite par un arc fixé à l'axe de rotation adapté, dans la pièce horizontale supérieure, au dessus de la tête du patient.

L'arc porte dans sa partie horizontale une poulie pour la mentonnière de suspension, dans sa partie verticale, en haut une double pièce pour la fixation des aisselles, plus bas une plaque de pression mobile : la barre qui supporte le manche de cette dernière doit, lors d'application de la plaque sur le côté droit, s'adapter à gauche du montant et réciproquement.

Ce mode de construction permet de repousser le point d'application de la plaque jusqu'à la ligne apophysaire.

Tandis que cette plaque agit de concert avec le mécanisme fixateur des épaules pour produire la rotation sous un certain degré de redressement, une seconde plaque, fixée au montant inférieur de l'appareil, permet au sujet d'effectuer ce mouvement contre un point de résistance.

Le mécanisme peut être à volonté mis en action par un mécanisme à roue autour de son axe vertical, qui correspond à peu près au plan passant par les deux trochanters, fixés dans la pièce pelvienne de l'appareil.

L'action de l'appareil peut être varié selon les modes suivants :

1° Si l'on place les épaules en position moyenne, la rotation est produite par le sujet dans cet axe même.

2° Si l'on porte en avant les sustenteurs axillaires il se produit, en même temps que la torsion, un déplacement latéral très considérable du tronc, égal des deux côtés.

3° Si l'on reporte les sustenteurs en arrière, il en résulte, lors de la rotation à droite, un déplacement simultané du haut du corps vers la gauche et réciproquement.

4° Si l'on porte l'une des épaules en avant et l'autre en arrière, il se produit, lors de la rotation, les combinaisons correspondantes de déplacement, c'est-à-dire la réduction de la rotation à un degré correspondant à la différence dans la position des épaules.

5° Si l'on porte les deux épaules à droite et à gauche, il en résulte une rotation du rachis dans une partie basse, particulièrement accentuée dans celle où se passe la plus forte inclinaison.

6° Dès lors, si l'on établit une pression à l'aide de la plaque dorsale mobile, on localise le point où se passe la rotation la plus forte, ou bien l'on réduit une inclinaison qui aurait

tendance à devenir un centre de rotation excep-
tionnelle.

7° Si l'on fait entrer en action la pelote ainsi
placée, la force ci-dessus
indiquée fait son œuvre ;
en même temps la partie
du tronc susjacente à la
pelote est repoussée en
arrière.

8° Si l'on ajoute à l'ac-
tion du mécanisme ci-
dessus, l'action du mé-
canisme à rotation, on
obtient un nouvel effet,
qui est tout à fait im-
portant pour le redres-
sement.

Le siège, ainsi que
l'intensité de la résis-
tance doivent être déter-
minés sur chaque sujet
par des études attentives

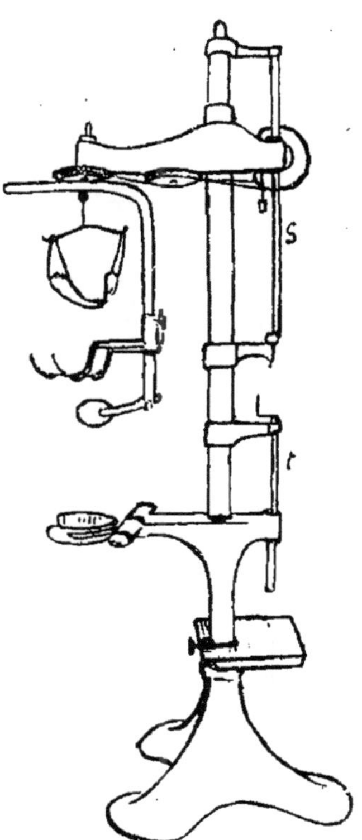

Fig. 16. — Appareil à
détorsion de Schulthess.

puisqu'il est entendu à l'avance que pour chaque
mouvement, certains muscles doivent entrer en
action : par exemple, pour la rotation à droite,
les muscles longs du dos du côté gauche, et le

4.

sacro-spinal du côté droit. Une fois déterminée,
pour un sujet donné, la position des divers
mécanismes est inscrite sur un formulaire, pour
pouvoir, aux séances suivan-
tes, être rétablie sans perte de
temps ».

m. L'appareil à sangles de détorsion de Lorenz. — « Un trapèze de bois et un cadre quadrangulaire de métal, mobile verticalement, composent la partie essentielle de l'appareil. Le patient y est immobilisé à l'aide d'une cein-

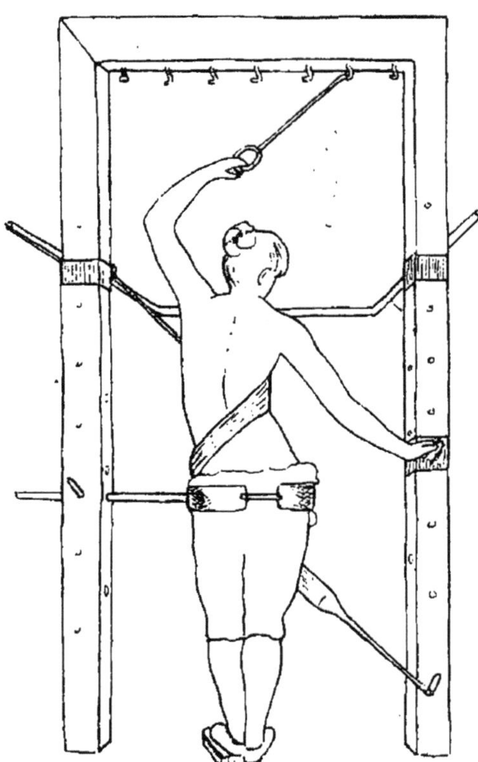

Fig. 17. — Appareil à sangles de détorsion
de Lorenz.

ture pelvienne métallique. D'autre part une sangle élastique part du pied droit du trapèze, passe
en avant du bassin, s'enroule autour de sa

partie gauche d'avant en arrière, remonte en contournant la gibbosité costale et va en avant se fixer à la partie gauche et antérieure du cadre métallique horizontal. Le malade saisit de la main gauche un anneau adapté par une courroie à l'un des crochets fixé à droite de la barre transversale supérieure du trapèze, tandis que sa main droite saisit une manette fixé au montant droit du trapèze par un tenon susceptible d'être introduit a la hàuteur verticale voulue. La partie gauche du bassin est relevée soit à l'aide d'une planchette placée sous le pied gauche, soit par la flexion du genou droit. L'exercice consiste en ce que le malade déplace la partie supérieure de son corps, par la contraction de la musculature du côté droit du tronc et par la poussée du bras droit dans la direction de la courroie contre le point fixé par les bandes dont la résistance élastique produit dès lors un redressement à la fois actif et passif. La force des bandes peut être du reste notablement augmentée par l'action d'un aide, qui, placé en face du patient, le pied gauche solidement appuyé contre une traverse clouée dans le plancher, pour éviter de glisser, pèse avec la partie droite de son thorax contre les sangles, place sa main droite sur la partie antérieure du côté gauche du thorax, sa main droite sur la partie postérieure du côté droit, et augmente ainsi la force de détorsion des sangles ».

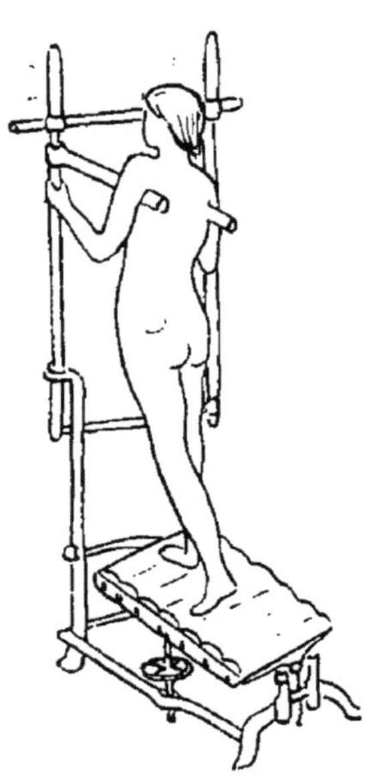

Fig. 18. — Marcheuse orthopédique de A.-L. Petit.

n). *La marcheuse orthopédique de A.-L. Petit.* — « Cet appareil est essentiellement constitué par deux plans : l'un vertical fixe, l'autre horizontal mobile. Le plan vertical se compose de deux bandes entretoisées en haut et en bas sur lesquelles tournent et coulissent deux tiges horizontales de 0,50 de longueur environ, susceptibles d'être fixées à différentes hauteurs. Le plan horizontal comprend deux cadres : l'un, fixe, forme bâti, l'autre, mobile, est inscrit dans le précédent. Le bâti est formé de quatre traverses percées chacune d'une ouverture à sa partie moyenne. Sur les traverses supérieures et inférieures, ces ouvertures reçoivent deux pivots autour desquels tourne le cadre mobile : latéralement, elle portent une longue vis terminée par un volant. Le cadre mobile, qui constitue la partie essentielle de l'appareil, est composé aussi de quatre traverses. La supérieure et l'inférieure portent un pivot central de rotation et de soutien et les traverses latérales sont percées à égale distance de sept ouvertures ou sont fixés des tourillons à vis sur la pointe desquels tournent des cylindres de bois recouverts de moquette. Ce cadre est susceptible de monter et de descendre à volonté, au moyen d'une vis à ailettes placée sous les traverses inférieures. Il tourne aussi librement dans le sens latéral et les deux volants du bâti l'arrêtent et le calent à droite et à gauche, dans la position inclinée voulue. Quand on veut se servir de l'appareil, il faut d'abord donner aux cylindres une inclinaison plus ou moins grande d'avant en arrière et de haut en bas, au moyen de la vis à ailettes placée sous la traverse inférieure du cadre. Cette obliquité antéro-postérieure, d'où dépend la rapidité de la marche, est affaire d'appréciation et subordonnée à l'âge et à la résistance du sujet. On agit d'ailleurs différemment suivant la nature et le degré de la difformité qu'il s'agit de corriger. Supposons par exemple une scoliose dorsale moyenne droite, variété ob-

servée le plus souvent. Voici comment les choses
seront disposées. On donnera au cadre des cylindres une direction oblique de haut en bas et de
droite à gauche, de manière que son bord le
plus élevé soit du même côté que la voussure
costale. Dans cette position très élevée du plan,
l'enfant, pour se maintenir en équilibre, sera
obligé de rejeter le haut du corps à droite, et ce
faisant, il défléchira sa colonne vertébrale.
Quand le sujet est ainsi dans cette attitude dé-
fléchie, on l'y maintient en le suspendant sous
les aisselles au moyen de tiges horizontales fixées
sur les hampes. Ces tiges font office de tuteurs :
il faut avoir bien soin de placer la tige droite
plus bas que la gauche, puisque dans l'exemple
choisi, il s'agit d'abaisser l'épaule droite. Ainsi
l'enfant est suspendu et son rachis redressé.
Alors, on le fait marcher sur les cylindres pour
actionner les masses des gouttières vertébrales,
celles surtout du côté droit qui, en raison de la
position oblique, sont plus énergiquement sol-
licitées à se contracter. Si le sujet est trop faible
ou pusillanime, on le soutient au moyen d'une
sangle placée sous les aisselles et fixée à l'entre-
bout supérieure des hampes : cette sangle complète la suspension obtenue déjà par les tuteurs ».

Ces appareils, et ceux très nombreux que nous pourions encore décrire ont pour inconvénient principal d'exiger toute une installation coûteuse et possible seulement dans les cliniques ; à la rigueur, on pourrait se contenter d'un *appareil de chambre tel que celui décrit par J. Heiser,* et qui, sous un volume analogue à celui d'une armoire, a l'avantage de combiner des perches, un trapèze, des anneaux, une échelle orthopédique à dossier, une table à sangle, en somme cinq ou six des plus simples parmi les appareils que nous avons décrit.

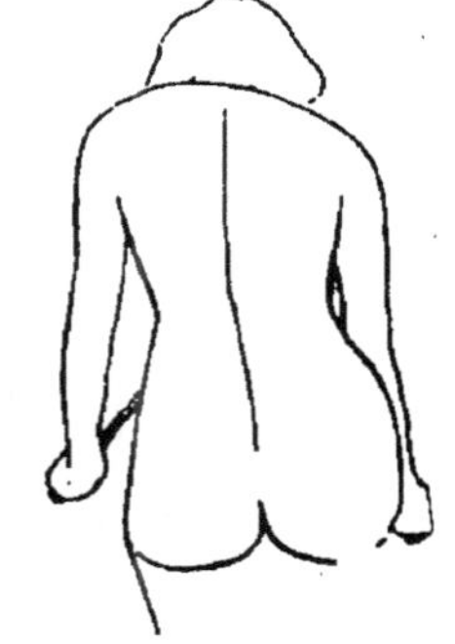

Fig. 19. – Attitude, sur une bicyclette à poignée modifiée d'un sujet normal.

Ajoutons, avant d'abandonner cette étude des appareils gym nastiques employés dans le traitement de la sco- liose, que l'on a proposé d'appliquer à sa théra- peutique *l'emploi méthodique de la bicyclette.* C'est à Kiliani qu'est dû cette idée très ration- nelle, qu'Halipré a tenté de vulgariser en France.

« L'usage du bicycle, dit Kiliani, constitue une combinaison si parfaite d'exercices actifs et passifs que l'idée vient de suite de l'appliquer au traitement de la scoliose: l'accusation, si souvent répétée, que le bicycle entraîne une tendance à la cyphose étant plutôt pour indiquer que pour contre-indiquer cette application.

Les figures ci-jointes permettront à chacun de se faire une idée des faits.

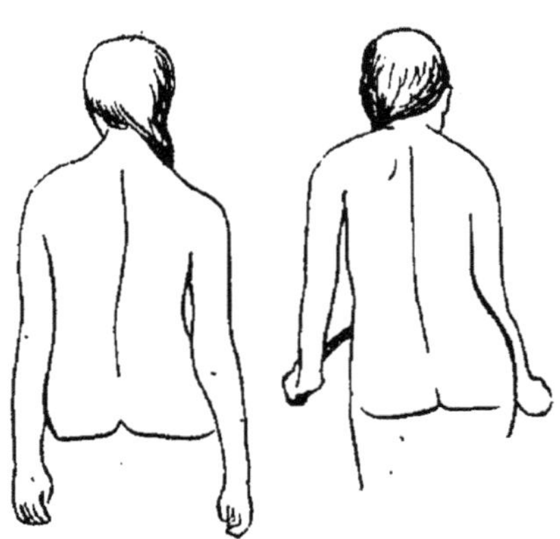

Fig. 20-21. — Attitude sur une bicyclette et poignée modifiée d'un sujet scoliotique, position 1 et 2.

La première représente une femme, modèle d'atelier pour sculpture, pouvant être considérée comme un type normal, même en tenant compte d'une légère scoliose due à l'usage du bras droit dans les travaux manuels. Elle est assise sur une selle ordinaire de bicycle pour dame, installée sur une machine fixe d'entraînement. La selle est un peu plus élevée que d'ordinaire, pour reporter en partiele poids du corps sur le guidon. Ce dernier est agencé de manière à permettre d'élever ou d'abaisser à volonté l'une de ses moitiés. Ici la poignée droite est légère-

_ment abaissée, ce que montre clairement l'attitude des deux mains. On s'aperçoit de suite que le sujet présente une légère déviation vertébrale, à convexité dorsale gauche et convexité lombaire droite.

Tout d'abord la ligne apophysaire montre clairement l'inclinaison latérale du rachis, ensuite le thorax est à proprement parler enroulé autour de son axe longitudinal, suivant une spirale ascendante de gauche à droite. L'épaule droite est abaissée. Le bord interne de l'omoplate gauche fait saillie, la courbe des côtes droites est aplatie. En un mot c'est la position que l'on cherche à obtenir dans le traitement de la scoliose ordinaire avec convexité dorsale droite.

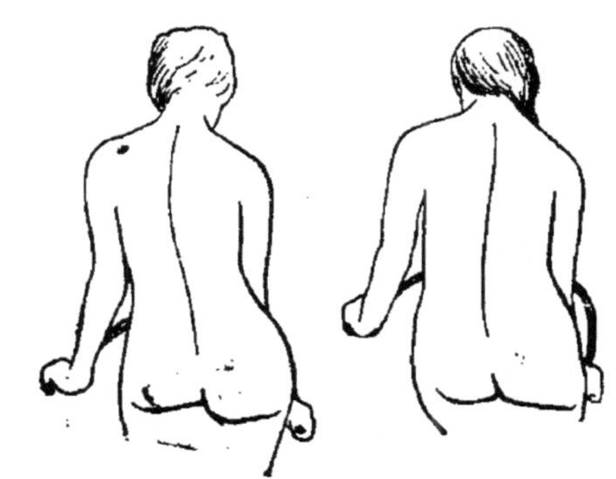

Fig. 22-23. — Attitude, sur une bicyclette à poignée modifiée, d'un sujet scoliotiques, position 3 et 4.

S'il est possible d'influencer de telle sorte le corps d'un individu normalement constitué par l'usage d'un guidon abaissé d'un côté, il est intéressant de se rendre compte comment une scoliose peut être modifiée par cette condition.

Nous avons étudié le fait sur une fillette de 13 ans, atteinte de scoliose légère à double courbure.

Notre deuxième figure représente cette malade assise sur une selle de bicyclette de dame, les bras pendants : la scoliose est beaucoup plus marquée que dans la position debout, exagérée qu'elle est par le poids du corps.

Plaçons maintenant ses mains sur le guidon abaissé à droite, et suivons sur nos dernières figures, les différentes positions produites par la révolution de la roue. Tout d'abord, la cuisse gauche est en flexion, la pédale gauche haute ; les portions dorsale et cervicale du rachis sont inclinées en avant et vers la droite, ce mouvement redressant le rachis. Ensuite, la jambe gauche commence à descendre, jusqu'à ce que les deux pédales soient sur une ligne horizontale, le pied gauche en avant : le rachis est alors presque droit, la position des omoplates montrant nettement l'influence de l'attitude. Le mouvement continuant la jambe gauche s'abaisse de plus en plus, tandis que la cuisse droite se fléchit ; le rachis du sujet est alors droit, la difformité angulaire des côtes corrigée dans une proportion considérable et la position aussi voisine que possible de la normale. Enfin nous voyons le sujet avec son pied droit revenu sur le même plan que le gauche : la pédale a accompli une révolution.

Ajoutons qu'à la modification du rachis par la position des bras, on peut ajouter comme facteur l'emploi d'une selle dont l'une des moitiés peut s'élever par rapport à l'autre ; une selle de cette sorte ne peut guère du reste être employée que pour l'entraînement à domicile, car elle rend à peu près impossible le balancement de la machine en mouvement, balancement auquel ne s'oppose pas le guidon oblique, ainsi que je m'en suis assuré ».

On voit quelle variété d'exercices, généraux, respiratoires ou spéciaux, avec et sans appareils, la gymnastique permet d'opposer à la scoliose.

Les orthopédistes partisans de cette méthode font d'ordinaire un choix dans cet ensemble, et ce choix constitue ce qu'ils appellent leur « traitement », composé, dans une proportion variable, d'exercices relevant des diverses variétés que nous avons décrites, J. B. Reynié, Schroeber et Schildbach, R. Sayre, B. Roth, Hoffa, d'autres encore, ont décrit plusieurs de ces groupements thérapeutiques, sur lesquels nous ne saurions insister.

Quoiqu'il en soit, l'utilisation des exercices spéciaux demande, de l'avis de tous, certaines précautions générales que nous devons au moins indiquer. On les apprendra graduellement aux malades, surtout s'il s'agit de sujets jeunes, on commencera par les plus simples et l'on ne passera à d'autres que lorsque ceux-ci seront exécutés avec aisance et souplesse. Lorsque l'enfant en connaîtra un nombre suffisant, on aura soin de les faire alterner D'autre part, on leur associera les exercices respiratoires que nous avons décrit tout d'abord. En tout cas, on n'ira jamais jusqu'à la fatigue : excellente chez les sujets bien constitués, elle est mauvaise chez ceux dont le système osseux est comme celui des scoliotiques, en état médiocre. Les exercices doivent être « une habitude quotidienne, un besoin, non un traitement » (Nageotte).

B. *Procédés agissant sur le squelette*

Les procédés que nous venons de décrire ont eu pour point de départ la théorie incriminant dans la scoliose les lésions musculaires qu'on y admet ; ceux que nous allons étudier s'adressent aux lésions squelettiques qu'on y constate. Ces lésions ont été envisagées un peu différemment par les auteurs. Les uns ont accusé plus particulièrement les lésions des ligaments péri-vertébraux, les autres, les lésions des articulations vertébrales : articulations latérales ou articulations représentées par les disques inter-vertébraux, d'autres encore les lésions des vertèbres même.

Pour tous, du reste, l'aboutissant anatomique est le même : c'est la rigidité vertébrale par polyankylose. C'est contre la production et l'évolution de cette rigidité que tous se sont ingéniés à lutter. Aussi, les divers procédés qu'ils ont proposés sont-ils enréalité, de même ordre, quelque soit l'élément anatomique du squelette par eux supposé principalement atteint.

Ces procédés se divisent en trois grands groupes : les procédés se contentant d'employer la réduction vertébrale seule, les procédés se contentant de sa contention seule, enfin les procédés agissant par réduction suivie de contention.

A ces trois grands groupes nous adjoindrons les procédés qui considérant dans la difformité l'élément costal seul, ont essayé d'intervenir contre elle par des résections étendues de la paroi thoracique.

Tous ces procédés osseux sont, beaucoup plus que les procédés musculaires, des procédés directs. Aussi, contrairement à ce qui s'est produit dans notre description des premiers, allons-nous pouvoir dissocier pour chacun les composantes de l'action mécanique employée. La déviation, avons-nous dit, se compose de deux éléments principaux : une flexion latérale et une torsion. Contre la flexion latérale nous allons voir employer la traction du rachis suivant son axe, et les pressions perpendiculaires à cet axe, agissant sur le sommet de la courbure. Contre la torsion nous allons voir employer la détorsion. Quelques-uns des procédés que nous allons avoir à décrire utilisent du reste seulement l'un de ces moyens, la plupart en utilisant plusieurs, ou même les utilisant tous ; nous retrouverons surtout cette complexité d'action dans les nombreux appareils construits en Allemagne depuis une dizaine d'années sous l'influence de Lorenz, de Hoffa, de Schulthess, etc.

Ces intentions mécaniques, qui ne peuvent malheureusement servir à une classification des appareils, devront être présentes à l'esprit du lecteur s'il veut comprendre l'idée directrice et le mode d'action, supposé ou réel, de la plupart des procédés dont nous allons avoir à parler.

a) Procédés agissant par réduction vertébrale seule.

Les procédés agissant par réduction vertébrale seule, c'est-à-dire essayant de rétablir en position normale les parties déviées du squelette et laissant à cette position, lorsqu'elle est obtenue, le soin de se maintenir seule, se mettent à exécution par séances dont la durée varie de quelques minutes à plusieurs heures, tandis que dans l'intervalle des séances, la colonne vertébrale est abandonnée à elle-même.

Ces séances sont exécutées soit sans appareils, soit à l'aide d'appareils divers.

I) *La réduction sans appareils ou manuelle*

peut être exécutée soit par le malade lui-même,
soit par le chirurgien.

Quelques-unes des manœuvres qu'elle emploie
présentent avec les exercices hynésithérapi-
ques des analogies du reste plus apparentes que
réelles.

1° *La réduction exécutée par le malade lui-
même, l'auto-redressement*, n'est possible qu'avec
une scoliose très mobile.

Voici comment conseillent de l'exécuter les
orthopédistes qui la considèrent comme possible.

a) Busch commande à son malade de placer
la main gauche sur la hanche, de presser avec
la droite sur la convexité dorsale de droite à
gauche et d'arrière en avant, le coude fortement
porté en arrière, et d'incliner le tronc à droite.

b) Hoffa fait prendre des positions différentes
suivant que l'auto-correction doit se limiter à
l'un ou à l'autre des segments lombaire et dorsal ou s'étendre aux deux réunis.

« Le redressement actif du segment lombaire
se fait par inclinaison opposée du bassin en
contractant les muscles lombaires du côté convexe.

« Le redressement actif du segment dorsal

présente de plus grandes difficultés. Il s'obtient par inclinaison du haut du corps sur le bassin vers la gauche, à l'aide d'une contraction énergique de la musculature du côté droit du tronc pendant que les mains sont jointes sur la tête.

« Le redressement actif des deux segments, plus difficile encore, et qui nécessite une grande force des muscles ainsi qu'une souplesse notable du rachis, s'exécute de la manière suivante. La jambe droite est placée un peu en abduction et en avant, tandis que la jambe gauche est solidement fixée en rectitude. La main gauche est placée sur la tête, le coude gauche étant porté le plus possible vers la gauche et en haut. La main droite embrasse la moitié droite du thorax, avec les doigts en avant et le pouce en arrière, et cherche, par une pression énergique, exercée surtout avec le pouce, à réduire la gibbosité costale. Lorsque cette position est prise, la jambe droite est fortement fléchie au niveau du genou, ce qui infléchit le bassin à droite et incurve la colonne lombaire à droite ; en même temps le sujet repousse la partie supérieure du corps vers la gauche, porte le plus possible le coude gauche en haut et à gauche, presse autant que possible avec la main droite la partie saillante du thorax en maintenant le plus possible le bassin immobile ».

c) Bourcart fait asseoir son malade sur un tabouret bas. S'il s'agit d'une scoliose à une seule courbure dorsale droite, la jambe gauche est mise en extension forcée, la jambe droite en flexion, la main droite refoule la gibbosité dorsale, le bras gauche est mis en forte abduction, la tête inclinée du côté droit. S'il s'agit d'une scoliose dorsale droite à laquelle s'ajoute une courbure de compensation lombaire, ce n'est plus la jambe gauche qui est portée en avant, mais la droite, pour corriger cette courbure.

2° *La réduction exécutée par le chirurgien* est certainement plus facile et plus énergique. On lui a proposé des variantes différant peu les unes des autres ; nous allons signaler les plus intéressantes.

a) Kirmisson emploie les manœuvres suivantes : « Tout d'abord le malade étant placé dans l'attitude verticale, les deux talons rapprochés l'un de l'autre, la pointe des pieds en dehors, porte les bras, d'abord en dehors, puis en avant, comme dans l'action de plonger, en même temps qu'il fléchit le tronc jusqu'à ce que la pointe des doigts arrive à toucher le sol ;

puis il se redresse progressivement, en portant
les bras d'abord en avant, puis en dehors, et
enfin les laissant retomber le long du corps, de
manière à revenir à l'attitude verticale primitive, la tête portée dans une extension forcée,
les épaules aussi effacées que possible. Pendant
toute la durée de cette manœuvre, le chirurgien
soutient le malade, en plaçant une main sur l'é-
paule du côté opposé à la convexité, tandis qu'a-
vec l'autre main il exerce sur la gibbosité costale
une pression contre laquelle doit lutter le malade, pendant qu'il se redresse... Ensuite, le
malade étant couché sur une table dans le décubitus abdominal, le tronc dépassant le rebord de
la table et les membres inférieurs étant fixés par
un aide, il enroule ses bras autour du tronc du
chirurgien, celui-ci exerce avec l'une de ses mains
une pression sur la gibbosité costale, en même
temps qu'il imprime à la colonne vertébrale une
inclinaison latérale en sens inverse de la courbure pathologique ».

b) Denucé « couche son malade à plat ventre
sur une table, le bord atteignant à peu près son
ombilic. Un aide placé à la gauche du malade
maintient de la main droite le bassin au niveau
de la crête iliaque droite. De la main gauche,

il comprime la saillie lombaire, s'il existe une courbure de compensation, et, en tout cas, fixe la région lombaire de façon que le redressement et la détorsion ne s'exercent, autant que possible, que sur la région dorsale. Le chirurgien, placé à la hauteur de l'épaule gauche du sujet, passe son bras droit sous la poitrine, son bras gauche sur le dos, et joint les mains au niveau du point le plus saillant de la gibbosité costale. Il exerce alors une double action : 1º de détorsion tendant à porter en bas et en avant le segment saillant en haut et en arrière de l'épaule droite et à reporter en haut et en arrière la partie correspondante déprimée à gauche du thorax. 2º de redressement de la courbure par l'action combinée de ses mains et de la pression exercée par son propre thorax. Tantôt il maintient ce redressement et cette détorsion un temps plus ou moins long, tantôt il agit plus énergiquement et par secousses répétées. On peut, d'autre part, augmenter l'énergie utilisée en chargeant un deuxième aide d'exercer une traction sur les pieds, ce qui, au redressement et à la détorsion, ajoute l'extension, et enfin en priant le premier aide de relever fortement de la main droite le côté droit de la crète iliaque, ce qui, surtout pour la région lombaire, accroît singulièrement la force de détorsion ».

c) *Redard* emploie les manœuvres suivantes : « Repousser, par des pressions sur les apophyses épineuses, les corps vertébraux. — Presser fortement avec la paume d'une main au niveau de la partie la plus saillante de la gibbosité, tandis que de l'autre main on exerce une contre-pression au niveau de l'extrémité antérieure des côtes du côté opposé en cherchant par un mouvement de détorsion à modifier la forme des côtes et à augmenter le diamètre diagonal raccourci ; s'il y a une courbure lombaire, faire des pressions combinées au niveau de la gibbosité dorsale et de la convexité lombaire — Chercher, le bassin du sujet étant immobilisé, à redresser par de fortes pressions la courbure, tandis que les bras sont tirés par un aide qui incline obliquement le tronc du côté de la convexité. — Le sujet étant fixé sur une table matelassée de façon à ce que le bassin affleure le bord de la table, redresser la gibbosité par des pressions directes, tandis qu'un aide exerce de fortes tractions sur les bras ; s'il existe une courbure lombaire, faire faire une contre-pression à ce niveau. — Le sujet étant mis sur la table en décubitus latéral, avec le sommet de sa gibbosité appuyant sur le bord de cette table, incliner la partie supérieure du tronc en bas, de manière à comprimer fortement la saillie thoracique et à redresser la courbure rachidienne ».

d) Bourcart indique les exercices suivants : « 1º Le malade, assis, les jambes écartées, les mains sur les cuisses, le corps cintré en avant, met le tronc en extension énergique ; le chirurgien exerce d'une main une pression sur la gibbosité, tandis que l'autre main s'applique sur le front pour servir de point d'appui au malade. 2º Le malade, appuyant les cuisses sur une barre transversale, s'incline en avant ; un aide le soutient par les épaules et le relève pendant que le chirurgien placé derrière lui résiste au niveau de la convexité des courbures ».

Malgré des différences de détail, toutes cés manœuvres de réduction par les mains du chirurgien se ressemblent, on le voit ; elles ont, du reste, toutes, un inconvénient identique : c'est d'être très fatigantes pour celui-ci et à peu près impossibles à exécuter, avec une énergie suffisante, sur un certain nombre de malades dans une même séance.

II) *La réduction à l'aide d'appareils* est

plus variée et plus réglée que la réduction manuelle dans ses moyens d'action.

La position forcée peut y être maintenue soit par le malade, soit par le chirurgien, soit par des agents mécaniques.

1° *Parmi les appareils où la position forcée est maintenue par le malade*, nous noterons :

a) *Le char ondulatoire de Pravaz* dont son auteur donne la description suivante : « Cet appareil consiste en un cadre de bois de 1m 80 de long sur 0m50 de large, décrivant sur ses côtés, dans le sens de la longueur, une courbe

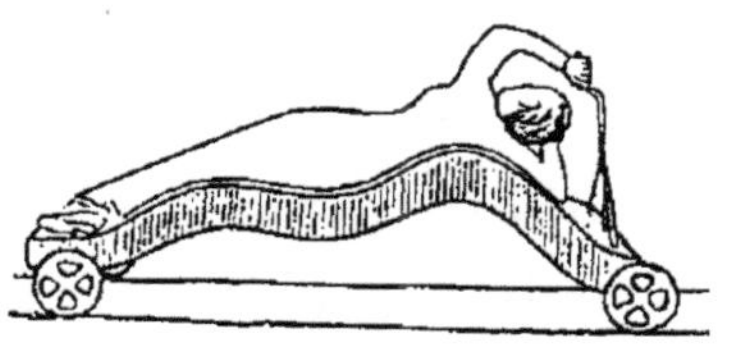

FIG. 24. — Char ondulatoire de Pravaz.

dont les inflexions se rapprochent de celles que l'on rencontre le plus souvent dans la scoliose. Des sangles fixées transversalement d'un bord du cadre à l'autre et recouvertes d'une peau bien tendue donnent une surface sinueuse sur laquelle repose le sujet. Le cadre lui-même est porté sur deux essieux dont l'intérieur mobile fait corps avec les roues qui lui appartiennent. Un système d'engrenage lie cet essieu avec un arbre vertical auquel, par l'intermédiaire d'une manivelle, le sujet peut imprimer un mouvement qui se communique à l'essieu et fait avancer ou reculer le char, suivant le sens de la rotation de la manivelle... Le patient, couché sur le côté, légèrement renversé en arrière, est étendu sur l'appareil de telle sorte que la convexité de la courbure dorsale du rachis s'applique sur la saillie la plus antérieure du fond sanglé ; du bras correspondant à la concavité de la courbure, il fait agir la manivelle qui communique au char ondulé un mouvement de translation sur deux rails destinés à guider sa marche. »

A côté du char de Pravaz et très analogues, nous citerons : *le plan incliné de Delcroix* sur lequel un chassis qui porte le malade, monte et descend au moyen de deux cordons que tire celui-ci avec les mains, *le traîneau de Clias*, qui roule également sur deux cordes inclinées, *le chariot de Delpech*, plus voisin encore du char de Pravaz, etc.

b) L'appareil à suspension de Lorenz que son créateur décrit de la manière suivante :

« L'appareil pour la suspension latérale est des plus simples.

Deux montants d'environ 120 centimètres de haut sont fixés à environ 1 mètre l'un de l'autre sur un solide bâti de bois et supportent une traverse susceptible d'être fixée à différentes hauteurs par des chevilles en bois. La partie moyenne de cette traverse supporte, à l'aide de pitons, un demi cylindre d'environ 45 centimètres de long sur 12 de large. Celui-ci est rembourré de crin et recouvert d'une étoffe appropriée, de préférence du velours ou de la peluche. Sur le plancher du bâti de bois est fixée une courroie supportant une manette qui peut lui être adaptée à la longueur voulue.

La distance entre la partie supérieure de la pièce rembourrée et le sol doit être égale à la hauteur de l'aisselle du patient ou un peu moindre.

N'importe quel charpentier peut construire un tel appareil. On peut aussi l'improviser. Par exemple, la partie rembourrée de l'appareil peut être adaptée entre les deux montants d'une porte à la hauteur voulue et la courroie adaptée à un anneau fixé au sol.

Le redressement d'une déviation dorsale se fait avec cet appareil de la manière suivante :

Le sujet se place sur la traverse, prend de la main gauche la manette et place le pied droit sur le plancher qui réunit inférieurement les deux montants. Pendant que par un mouvement de torsion, il fait passer la tête et le haut du tronc sous le bras gauche, il appuie la partie droite du thorax, immédiatement au dessous de l'aiselle, sur la partie rembourrée de la traverse, de manière que la partie saillante de la gibbosité costale se trouve juste en contact avec elle. Dès lors, si le patient détache le pied placé sur le plancher, son corps figure un levier à deux bras : le bras

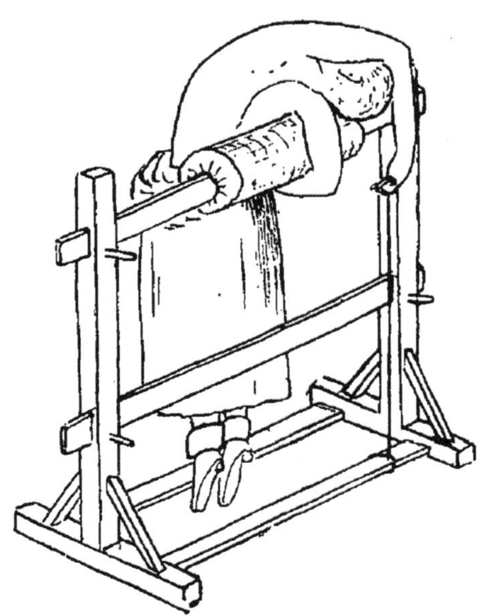

Fig. 25. — Appareil à suspension latérale de Lorenz.

le plus long est représenté par la moitié inférieure du thorax, la colonne lombaire, le bassin et les extrémités inférieures; le bras le plus court est représenté par la partie supérieure du thorax, la tête, et le membre supérieur gauche; le point d'appui du corps pendant, c'est à-dire la gibbosité costale, corres-

pond à la poulie de renvoi. Le tronc scoliotique se trouve ainsi, pour ainsi dire, suspendu sur cette gibbosité. Le redressement se produit avec une force égale au poids total du
corps. Cette force peut être très augmentée en
attachant aux chevilles des jambières remplies
de grenaille de plomb, que l'on charge de 5 à
10 kilos.

Dans la suspension latérale tout repose sur la
bonne position du thorax sur l'appareil : cette
position est satisfaisante lorsque le diamètre
diagonal droit du thorax repose directement sur
la traverse. Ce n'est donc pas à proprement parler
dans une position latérale que doit se placer
l'enfant : elle ne pourait qu'augmenter la difformité costale.

Les premières tentatives de suspension latérale s'accompagnent de craquements de la
polyankylose vertébrale scoliotique et sont
véritablement douloureuses. Cette phase douloureuse est passagère, et quelques jours suffisent pour qu'elle soit terminée. Un autre
désagrément de la suspension latérale persiste
plus longtemps : aussitôt que le poids du
corps suspendu latéralement agit sur le thorax
et le rachis, la respiration manque à l'enfant,

absolument comme s'il avait reçu un coup sur l'estomac ; il ne faut pas s'en effrayer ; on engagera seulement le sujet à respirer le plus profondément possible : au bout d'une huitaine, cette gêne respiratoire ne se produira plus.

Par la suspension latérale, la ligne apophysaire dorsale se trouve repoussée vers la ligne médiane qu'elle peut même dépasser, pendant que le thorax se trouve modelé en sens inverse de la difformité, au point que son diamètre diagonal gauche, qui était le plus court, devienne le plus long. En même temps la courbure de compensation lombaire se trouve corrigée par l'effet du poids. La manœuvre décrite agit donc dans un sens favorable, à la fois sur les deux courbures et sur la difformité thoracique.

Ajoutons que si la suspension latérale est utilisée pour le redressement d'une déviation lombaire gauche, le patient doit prendre la manette de l'appareil de la main droite, placer le pied gauche sur le plancher, glisser son corps sous le bras droit, et s'étendre sur la traverse supérieure en position demi-couchée, la partie du corps juste sus-jacente à l'épine iliaque gauche entrant en contact avec cette traverse ; cette manœuvre ne s'accompagne ni de douleurs ni de gêne de respiration : c'est tout au plus si, dans le cas où la déviation est très rigide, son redressement s'accompagne de douleurs qui s'irradient dans le membre inférieur droit ».

Quoiqu'il en soit on voit que dans les cas les plus fréquents, ceux de déviation dorsale droite, la suspension latérale de Lorenz n'est pas, de l'aveu même de celui-ci, sans quelques inconvénients.

Aussi un certain nombre d'orthopédistes se sont-ils ingénié à les atténuer, atténuation qui a malheureusement pour conséquence fatale une atténuation corrélative de l'action thérapeutique.

Dénucé « n'amène les patients à la suspension totale que d'une manière progressive, et interpose entre la courroie et la poignée de l'appareil un lien de caoutchouc qui donne à cette pièce une certaine élasticité et permet à la poignée de suivre les mouvements respiratoires. »

Kirmisson laisse appuyer le malade sur le sol par l'un de ses membres inférieurs, le bras répondant à la convexité étant simplement pendant et soutenant une haltère, tandis que le bras du côté opposé exécute des mouvements alternatifs d'élévation et d'abaissement.

Redard « adapte à la barre transversale un plan incliné que l'on abaisse à volonté ; au début, l'enfant est couché presque horizontalement ; la pression sur la saillie costale est ainsi faible et par suite mieux supportée ».

Du reste, l'appareil à suspension latérale de Lorenz à subi de très nombreuses modifications de détail ou de construction, sur lesquelles il nous semble inutile d'insister et dont l'on trouverait au besoin la description dans le traité d'orthopédie de Bradford et Lovett.

Nous devons cependant dire encore que certains orthopédistes se servent de la barre transversale, non plus pour la suspension latérale, mais pour la suspension postérieure, la différence entre leur technique et celle de Lorenz étant du reste moindre que ne le feraient supposer les descriptions ordinairement inexactes que l'on fait du procédé de cet auteur. Hoffa y insiste cependant. « Tout appui franchement latéral sur le côté convexe du thorax scoliotique doit, dit-il, être absolument prohibé, car il a pour conséquence fatale d'accroître la gibbosité costale. L'action doit se produire uniquement sur le sommet de cette gibbosité dans le sens de son aplatissement. Cela et en même temps l'expansion du côté concave du thorax ne peut s'obtenir qu'en appliquant le dos de l'enfant sur la traverse rembourrée de l'appareil, ses deux bras s'enroulant en arrière autour de celui-ci. Comme la partie gibbeuse du thorax est très en arrière de l'autre, c'est sur elle qu'appuie l'enfant, de tout son poids. On s'en rend compte parfaitement en glissant la main sous le dos de l'enfant : on constate alors que la partie saillante du thorax est en contact immédiat avec l'appareil, tandis que le côté déprimé ne le touche pour ainsi dire pas. » Ajoutons que Hoffa, pour remplir ce but, se sert, non seulement de l'appareil de Lorenz, mais encore d'un appareil, du reste assez analogue, dû à Beely. « Cet appareil, dit Hoffa, se compose d'un trapèze de bois très allongé, qui se fixe par deux solides étais à des montants verticaux, fixés au milieu de ses longs côtés. Deux traverses rembourrées peuvent se déplacer le long des longs côtés du trapèze et s'immobiliser à la hauteur qu'on veut. A la partie supérieure du trapèze se fixe une échelle de corde à quatre montants parallèles. Le sujet saisit avec ses mains relevées ce montant qui lui permet de placer son dos à la hauteur de la traverse rembourrée. Le médecin, placé derrière le sujet, installe celle-ci à une hauteur telle que la gibbosité costale s'applique directement sur elle. La partie supérieure du trapèze est alors lentement rabattue, de manière que la saillie costale corresponde à la partie moyenne d'un arc de cercle représenté par l'ensemble du corps ».

2° *Parmi les appareils ou la position forcée est maintenue par le chirurgien,* je mentionnerai :

a) L'appareil rachilytique de Barwell, qui permet, dit son auteur, de graduer la force employée avec l'intensité de la déformation. Cet appareil pour une déviation lombaire, est simple. Les deux extrémités d'une sangle, large de 10 centimètres et rembourrée, sont reliées par une anse de cordon à un crochet fixé au mur. Cette sangle passe sur le flanc du malade, du côté de la convexité lombaire, partie sur la crête iliaque, de façon à fixer le bassin, partie au dessus. Le malade se tient debout et les genoux écartés, ou bien assis, à la distance nécessaire pour que l'appareil soit tendu. Il se penche à gauche le plus qu'il peut ; le chirurgien place alors la main sur le côté du thorax opposé à la courbure lombaire, à la hauteur du sein, et presse avec force... Pour une courbure double, dorsale droite et lombaire gauche par exemple, l'appareil est un peu plus compliqué. On visse à un montant deux forts crochets, l'un à 3 1/2, l'autre à 7 pieds du plancher, et entre les deux, un de ces arrêts qui permettent de fixer solidement une corde. Le malade se tient le côté droit dirigé vers ces crochets et la sangle lombaire placée comme ci-dessus. Une deuxième sangle passe dans l'aisselle gauche et croise en avant la poitrine, en arrière le dos ; ses extrémités se relient à une corde qui se réfléchit sur une poulie pendue au crochet supérieur. Le patient s'éloigne du montant jusqu'à ce que l'appareil lombaire soit tendu ; il incline alors son corps à gauche autant qu'il lui est possible ; le chirurgien exagère cette inclinaison par sa pression et fixe à l'arrêt la corde de l'appareil axillaire. Il se rend alors à gauche du malade, le fait tourner de façon qu'il le regarde plus en face, l'anse lombaire courant librement sur le crochet ; il passe un bras en avant, l'autre en arrière du sujet, et croise les mains sur les angles saillants des côtes droites ; puis, se laissant aller de tout son poids, il ra-

6

mêne la partie proéminente de la courbure vers la ligne médiane et détord en même temps le rachis. Afin d'épargner sa peine, il peut se servir de moufles analogues à celles qu'on emploie pour réduire les luxations, et d'une autre sangle rembourrée passant sur la partie proéminente de la courbe dorsale. Une barre empêche les extrémités de la sangle de se rapprocher et de comprimer les côtes : les extrémités sont reliées par une anse de corde qui reçoit un des crochets des moufles, l'autre allant à un anneau scellé sur le plancher. La force agit ainsi perpendiculairement à la courbure dorsale dont le montant supérieur revenant vers la ligne médiane est redressé par la sangle axillaire, tandis que la sangle lombaire redresse la courbure de compensation inférieure ».

3° *Enfin, parmi les appareils ou la position forcée est maintenue à l'aide d'agents mécaniques de pression, d'extension, ou de détorsion,* nous noterons :

a) *L'appareil à poids de Fischer,* qui permet de faire supporter à la partie convexe du thorax des poids plus ou moins lourds. « Fischer, dit Denucé suppose d'abord une scoliose typique dorsale droite. Il fait faire au malade trois fois

par jour les manœuvres suivantes : le malade
appuie ses avant-bras sur une chaise rembourrée de façon que son dos soit à peu près
horizontal. Une bande de caoutchouc de huit
centimètres de large terminée par un lien est
placée, une extrémité au sommet de la scoliose, et le plein s'enroulant de droite à gauche
autour du thorax de façon à supporter au moyen
d'un lacet en forme de boudin un poids assez
considérable. Un enfant de 8 à 10 ans porte
très bien la première fois un poids de 8 à 10 kilos
que l'on augmente chaque fois autant que le permet la force du malade. Dans le cours d'une à
deux semaines, de tels malades portent facilement
30 kilos et plus. Des personnes fortes peuvent
aller jusqu'à 80 kilos. Le poids doit agir aussi
longtemps que le malade peut le supporter, au début quelques minutes, plus tard un quart d'heure
et davantage. Cet appareil tout d'abord gêne un
peu la respiration, mais jamais d'une façon
dangereuse. Si le séjour de la bande au même
point est douloureux, il est possible de la déplacer de quelques centimètres soit en haut, soit
en bas. Au lieu d'appuyer le coude sur une
chaise, l'enfant peut saisir des béquillons appropriés des deux mains et se promener ainsi à

quatre pattes, et le dos horizontal, dans la chambre... Pour les scolioses situées très haut, Fischer conseille un autre exercice qui peut être fait dans la station debout. Une bande élastique entoure le thorax au niveau du mamelon, puis

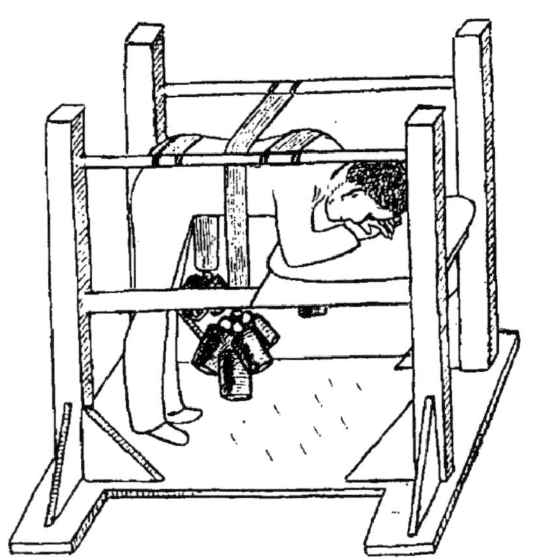

FIG. 26. — Appareil à poids de Beely.

passe au dessus de l'épaule droite et sur la partie droite du cou, et un poids de 10 à 25 kilos lui est suspendu... Il est facile de comprendre ce qui se passe dans ces divers cas. Le poids agit en déroulant pour ainsi dire tout le thorax : les côtes repoussées en arrière du côté convexe sont aplaties et ramenées en avant ; les côtes déprimées du côté gauche sont repoussées en arrière ; enfin le rachis éprouve une détorsion dans le sens correctif de la difformité, et par là même un véritable redressement, surtout si, comme Fischer le recommande, on dispose au niveau des courbures de compensation des contre-poids agissant en sens contraire ».

Beely et *Teschner* ont légèrement modifié le procédé de Fischer en faisant appuyer sur un coussin le malade entre deux barres parallèles d'où partent de larges bandes de caoutchouc qui croisent le dos en passant l'une sur la voussure principale, les deux autres sur les courbures de compensation, et qui supportent les poids.

b) Les appareils verticaux à plaques, associant à l'extension, les unes les pressions latérales simples tel que l'appareil de Kirmisson, les autres les pressions de détorsion : tels que les appareils de Hoffa, Schede, Dolega, Müller, Schulthess :

1o L'appareil à plaques latérales de Kirmisson « Il se compose dit ce chirurgien de deux montants verticaux supportant une barre transversale à laquelle est accroché l'appareil à suspension qui prend point d'appui comme à l'habitude, sur la tête et sur les aisselles du malade. En outre, à l'appareil sont surajoutées deux plaques A, B, qui peuvent être rapprochées l'une de l'autre par un mouvement de vis de façon à enserrer le bassin sur ses parties latérales et à l'immobiliser, en même temps qu'une troisième plaque, convenablement disposée, vient exercer une pression sur la gibbosité costale·

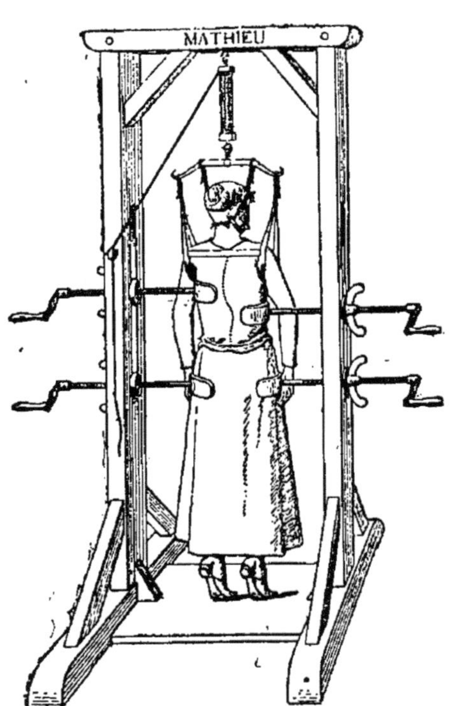

Fig. 27. — Appareil à plaqnes latérales de Kirmisson.

Pour combattre la tendance à la cyphose que présentent bon nombre de scoliotiques, et exercer sur l'omoplate saillante une pression utile on relie les deux crosses axillaires par une courroie qui, suivant qu'elle est plus ou moins serrée, pousse plus ou moins en arrière les épaules. La suspension jointe à la compression exercée par les pelotes, est continuée pendant cinq ou six minutes, et pendant toute la durée de ce temps, la malade exerce de profonds mouvements d'inspiration ».

2° *Les appareils à plaques obliques, plus complexes, mais répondant beaucoup mieux aux données du problème*, sont tous, jusqu'à présent, des appareils allemands.

Voici ce que dit à leur propos Hoffa.

« Si l'on se rappelle la forme du thorax scoliotique, on comprendra que l'action correctrice doit agir sur le diamètre allongé du thorax correspondant aux deux saillies costales pour le raccourcir diagonalement et allonger d'autant le diamètre perpendiculaire. On y réussit en exerçant une action réductrice directe sur la saillie costale postérieure et une autre sur la saillie costale antérieure.

Pour répondre à cette indication, j'ai fait le premier construire un appareil à pelote qui répond aux indications posées d'une façon relativement simple.

Il a été modifié ces années dernières de diverses façons.

La première modification est due à Schede, qui exécuta la détorsion à l'aide de tractions obliques par des poids : il y a des années que j'avais cherché à réaliser cette conception à laquelle j'avais renoncé, mon appareil donnant, sans cette complication, l'effet mécanique cherché.

Dolega a combiné les parties principales de mon appareil et de celui de Schede.

Enfin, tout récemment, Schulthess, l'orthopédiste si habile au point de vue mécanique, a construit un nouvel appareil de détorsion qui, remplit de la façon la plus remarquable les indications posées par moi : cet appareil nouveau se prête aisément à toutes les tailles et à toutes les modifications voulues dans la direction et l'énergie de la force appliquée ».

Tous les appareils verticaux à plaques obliques ont entre eux une grande analogie ; leur complexité nécessite en outre une description fort longue : aussi l'entreprendrons nous seulement pour l'un d'entre eux, le plus récent et à nombre d'égards le meilleur, celui de Schulthess :

« Sur une potence solide est fixé le mécanisme pour la suspension du sujet. Cette potence supporte deux anneaux horizontaux, l'un supérieur l'autre inférieur. Entre ces anneaux sont fixés à la potence deux crampons solides, mobiles verticalement, l'une supportant une traverse pour les mains, l'autre un mécanisme pour la fixation des épau-les. Les cercles qui sont très solides supportent une sé-rie de barres de fer verticales fixées au moyen de vis for-tes, mais légère-ment mobiles. L'une de ces bar-res supporte la pièce à pelote, les autres supportent des roulettes pour le passage de cour-roies, des roulettes analogues pouvant être placées sur les cercles et les tiges des plaques.

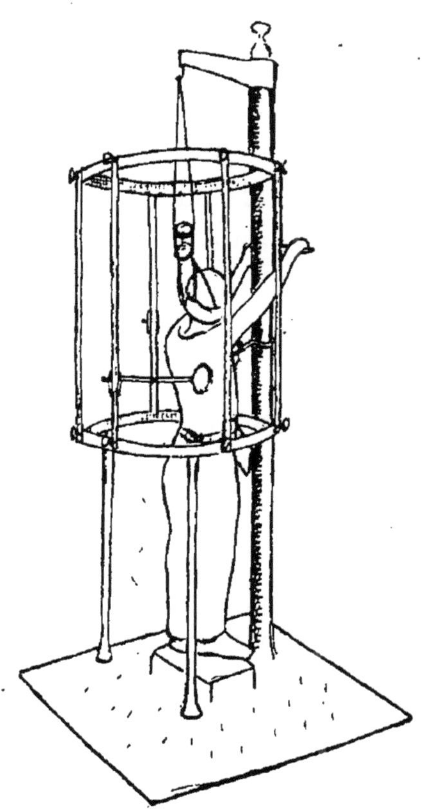

Fig. 28. — Appareil à plaques obliques de Schulthess.

La plaque de pression est montée sur une tige de fer interrompue en son milieu par une articulation verticale. Elle est fixée par l'une de ses extrémités à l'une des barres, tandis

que l'autre supporte la plaque, mobile autour
de son axe tant horizontal que vertical pour
pouvoir s'adapter à toutes les positions du corps,
mais pouvant dans le sens horizontal se fixer
si l'on veut en une position donnée. La plaque
est appliquée sur le corps à l'aide d'une courroie. Celle-ci passe sur deux roulettes horizontales adaptées à chacun des segments de
la tige de plaque. Des tractions sont exercées sur les deux extrémités de la courroie.

D'autre part, aux barres verticales s'adapte
une autre tige à plaque, celle-ci d'une seule
pièce, la plaque étant destinée à s'appliquer sur
la partie antérieure du thorax.

On conçoit sans peine qu'à l'aide de ce mécanisme, les pressions puissent s'exercer au point
qu'on veut. Le point d'attache f de la tige à plaque postérieure peut être déplacé en arrière et
en avant, ce qui fait s'appliquer la pression dans
une direction qui se rapproche soit du plan
frontal, soit du plan sagittal du corps. La direction de la poulie peut être aussi modifiée ; le
rapprochement des points o et r fait agir la
plaque sur le tronc non seulement d'arrière en
avant, mais encore vers la gauche, cette ten-

dance étant au maximum lorsque les courroies sont croisées.

Pour employer l'appareil, on fait entrer le sujet dans le cercle inférieur, qui présente dans ce but une pièce susceptible d'être ouverte, on le suspend, on lui fait placer les mains sur la traverse supérieure, on le fait s'appuyer sur le mécanisme destiné aux épaules et on l'immobilise au niveau du bassin par une courroie ; alors la plaque de pression est placée sur la gibbosité costale,

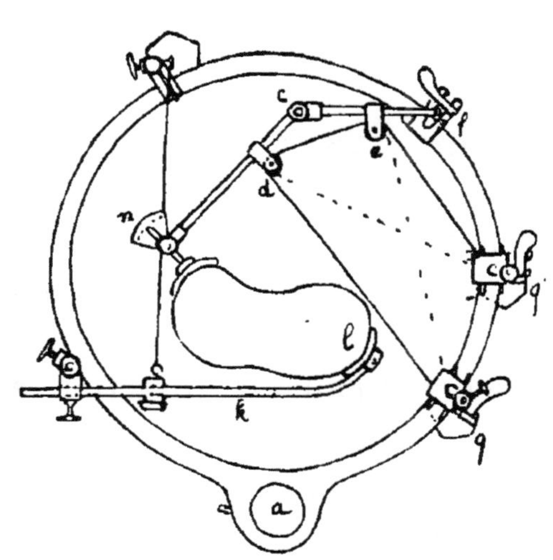

Fig. 29. — Détail de la disposition des plaques de l'appareil de Schulthess.

sa tige fixée à la hauteur voulue et les courroies placées de manière à ce que la plaque s'oppose aux tendances de flexion et de torsion propres au sujet traité. Une chaînette de sûreté l'empêche de se détacher pendant ces mouvements de recherches. La plaque antérieure destinée seulement à exercer une légère contrepression est alors placée de la même manière.

Les tractions exercées sur les courroies varient de 10 à 40 kilos, dont 1/3 ou 1/2 seulement est utilisé comme force de pression au niveau de la pelote. Aussi peut-on laisser le sujet de 10 à 25 minutes dans l'appareil : pendant ce temps, l'on voit peu à peu les difformités se réduire.

Les pièces de l'appareil se prêtent à toutes les variantes de taille du sujet et de forme de la difformité ; afin d'éviter pour un sujet donné la répétition, à chaque séance, des hésitations premières et introduire plus sûrement des perfectionnements dans la direction et l'énergie de la force employée, il est bon de noter lors de la première séance, la disposition donnée à chaque pièce de l'appareil. »

c) *Les plans inclinés* :

Le plan incliné de Beely. Il utilise l'extension et les pressions latérales. « L'extension y est faite au moyen de l'appareil de Sayre et par des poids d'un volume croissant ; l'obliquité imprimée au tronc reposant sur le plan incliné, suffit à réaliser la contrextension. Le poids extenseur peut être rapidement porté à 15 ou 20 kilos. A l'extension sur le plan incliné, on peut ajouter suivant les cas, la pression sur la gibbosité au moyen de ceintures qui sont fixées par des crochets aux parties latérales de l'appareil » (Kirmisson).

Le plan incliné de Zander est, à n'en pas douter préférable ; aux pressions latérales, il substitue les pressions de détorsion, à l'aide de plaques obliques, mues par une grue et des poids.

d) Les lits orthopédiques si employés autrefois et si oubliés aujourd'hui servent tous, contrairement à ce qu'on pourrait croire, à la réduction intermittente de la déviation et non à sa réduction permanente : c'est donc absolument à juste titre que nous les classons parmi les moyens réalisant la réduction seule et non parmi les moyens réalisant en outre, entre les séances de réduction, la contention vertébrale.

Bouvier et Bouland, dans leur remarquable travail du Dictionnaire Encyclopédique l'avaient du reste déjà remarqué, sans apporter toutefois à cette remarque l'importance qu'elle mérite, à notre avis. « L'emploi des lits orthopédiques comme moyen permanent, disent-ils, qui a été essayé, a été une exagération permanente qui

n'a pu se soutenir devant la plus simple observation des faits. »

Le point de départ des lits a été le simple décubitus horizontal sur un plan dur qui, à lui seul,
a pour effet de produire une réduction notable de
la déviation scoliotique et qui, conseillé pour la
première fois par Duverney, a été employé jusqu'à
ces derniers temps par un certain nombre d'orthopédistes, entre autres par Saint-Germain.

Les lits proprement dits ajoutent à cette action
du décubitus, l'action de moyens d'extension et
de contrextension et l'action de pressions latérales.

Tels sont les lits de Venel, Schaw, Delpech,
Jalade - Lafond, Maisonabe, Heine, Pravaz,
Guérin, Bigg, Bouvier, Goldschmidt, J.-C.-T.
Pravaz, Volkmann, Busch, Barwell, Bühring,
Lorenz, Jagerinck, etc.

Nous nous contenterons, bien entendu, de
décrire quelques-uns d'entre eux.

1º *Le lit de C. Pravaz.* « Ce lit se compose
d'une série de segments, suspendus par la tige
D et les cerceaux CCC à une barre en fer TT
légèrement inclinée sur l'horizon et fixée à un
bâti en bois BB. Ces segments, au nombre de
trois et composés de pièces de bois fortement

rembourrées, peuvent s'élever et s'abaisser à volonté au moyen de vis VVVV qui traversent la barre TT. Le supérieur O sert en quelque sorte d'oreiller et supporte la tête du sujet. Sur l'inférieur L, en forme de berceau, reposent le bassin et les membres inférieurs. Sur le moyen

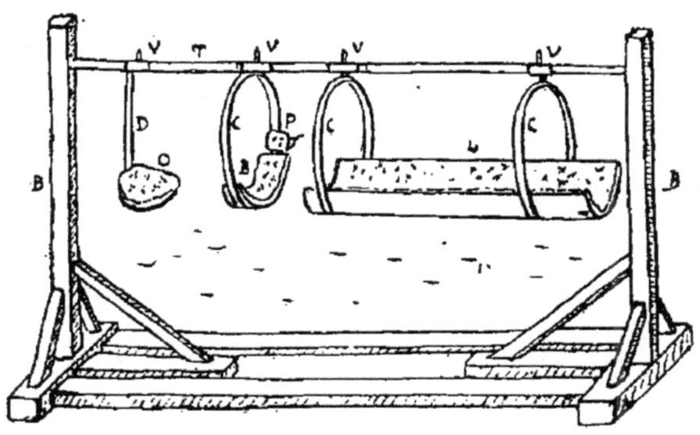

FIG. 39. — Lit de C. Pravaz.

B, légèrement excavé et un peu plus élevé que les deux autres, s'applique la partie déformée du thorax, le sujet étant couché sur le côté convexe de la courbure dorsale et légèrement renversé en arrière. Une plaque P sert de dossier et soutient le tronc en arrière dans cette position. Le tronc est donc soulevé de telle sorte que la courbure dorsale soit renversée par l'action que le poids de la tête et des épaules, d'un côté, du bassin et des membres inférieurs de l'autre, exercent sur les deux extrémités de l'arc.

Ce lit n'est applicable qu'aux courbures dorsales prédominantes, et à grand rayon. Il ne convient également que dans le cas où les côtes qui constituent la gibbosité n'offrent pas vers leur angle une courbure trop aiguë. Dans ce cas, en effet, l'emploi de cet appareil, tout en exerçant une action avantageuse au point de vue du redressement de la courbure rachidienne, tendrait, d'un autre côté, à exagérer la gibbosité ».

2° *Le lit de J. C. T. Pravaz* « se compose d'un châssis, fixé sur un bâti en bois. Sur ce châssis dont on peut, à volonté, faire varier l'inclinaison, repose une planche, recouverte d'un matelas un peu ferme qui sert de sommier. Les deux faces latérales du châssis sont munies de coulisseaux dans lesquels glissent, parallèlement à leur grand axe, des pièces en cuivre percées de deux coulisses, l'une horizontale qui s'emboîte dans le coulisseau, l'autre verticale, qui donne passage à des montants, servant de supports aux plaques, pièces essentielles de l'appareil. Ces plaques sont de deux sortes et destinées, les unes à agir sur les courbures, les autres à maintenir simplement la position du sujet. Les premières sont formées de lames de tôle d'acier flexible, rembourrées et légèrement cintrées pour s'adapter à la forme du thorax, et sont fixées par leur bord supérieur à une pièce de fer, à laquelle s'adapte une vis à filet carré qui sert à la faire mouvoir et qui traverse obliquement un montant, en forme de T au point de jonction des deux branches. Deux pieds qui traversent la branche horizontale du T de chaque côté de la vis servent à empêcher tout mouvement de bascule ou de latéralité de la plaque. Dans la courbure dorsale, la plaque est échancrée à l'un des angles supérieurs, de manière à pouvoir embrasser l'épaule et à exercer son action sur un point du thorax aussi élevé que possible. Pour la courbure lombaire, la plaque offre la forme d'une simple lame allongée quadrangulaire. Pour offrir plus d'élasticité et se mouler plus exactement sur le thorax, les plaques destinées à agir sur les courbures sont construites dans certains cas, non plus d'une seule pièce, mais de plusieurs segments de tôle d'acier d'épaisseur différente, rivés les uns sur les autres dans le sens horizontal et disposés en formes de jalousies. Les plaques qui ont seulement pour but de maintenir la position du sujet, sont constituées simplement par des feuilles de tôle bien rembourrées. Leur forme est quadrangulaire, plane pour la plaque qui s'applique sous l'aisselle du côté concave de la courbure dorsale, pour empêcher le tronc d'échapper à l'action de la plaque flexible, organe fondamental de l'appareil ; cintrée pour la plaque qui s'applique contre la hanche du côté concave de la courbure lombaire en embrassant le bassin par une large surface, et remplit le même rôle relativement à la plaque. Des vis fixées à leur centre et qui traversent le montant servent à les faire mouvoir, tandis que des guides dirigent leur mouvement. Des courroies destinées les unes à empêcher les courbures de glisser sur le plan du lit, les autres à maintenir un couvre-pieds, complètent l'appareil. La manœuvre n'offre aucune difficulté. Au moyen des vis adaptées aux plaques et des coulisses dans lesquelles glissent les montants qui les supportent, il est facile de faire prendre à ces plaques toutes les positions possibles dans l'espace, puisqu'elles sont mobiles dans les trois dimensions, et, après quelques essais, de les disposer de telle sorte que leur action s'exerce réellement suivant la normale à la courbure des côtes déformées ».

3° *Le lit de Bouvier.* « Dans ce lit, l'extension se fait sur le bassin à l'aide d'une ceinture reliée au pied du lit par des ressorts élastiques ; la contrexte-ension se fait : sur la tête, où on en mesure la force à l'aide du dynanomètre ; sur les épaules et les aisselles, à l'aide des liens qui s'attachent à deux barres d'acier verticales placées de chaque côté du lit. La pression latérale s'exerce par une pelote concave, passant sous le dos, et venant s'appuyer sur le sommet de la convexité. On complète quelquefois cette disposition par une sorte de tablier de peau destiné à s'appuyer sur les côtés pour les ramener à leur position primitive, mais il gêne les mouvements respiratoires et il faut en surveiller l'action »

4° *Les lits plâtrés,* actuellement assez employés en Allemagne, et parmi lesquels nous décrirons celui de Lorenz et celui de Jagerinck.

L'un et l'autre emploient comme force réductice principale la détorsion.

Le lit plâtré de Lorenz a pour caractéristique principale l'emploi de bandes de détorsion. On fait, de la partie postérieure d'un corset fabriqué sur le sujet suspendu et détordu à l'aide de bandes, un moule, en amenant les bandes d'une aisselle à l'autre et en soignant la partie dorsale. La forme ainsi faite, bien durcie, et construite plus épaisse que pour un corset, peut, après avoir été préparée, servir comme lit plâtré, ou l'on peut, ce qui est préférable, la façonner en bois, la fixer sur une planche de bois, et la consolider d'une façon convenable par des boutants proportionnés. Le tronc, étendu dans cette coque subit, au niveau des saillies pathologiques, une certaine pression qui peut être rendue beaucoup plus énergique par l'emploi simultané d'un bandage spé-

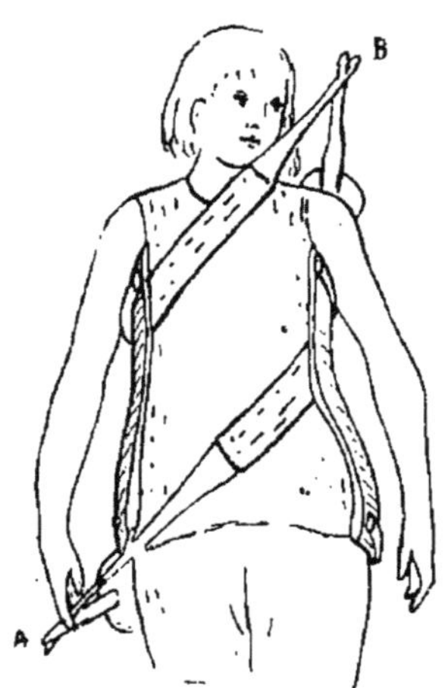

Fig. 31. — Lit plâtré de Lorenz.

cial. Pour placer celui-ci, on adapte, en supposant qu'il s'agisse d'une scoliose dorsale droite, à la planche de bois, deux montants. L'un de 50 centimètres de haut, se place au niveau de l'épine iliaque droite, l'autre, de 75 centimètres, un peu au-dessus de l'épaule gauche. La bande élastique, de la largeur de la main, se fixe au montant A, entoure la taille, remonte le long du dos en ligne oblique ascendante, comprime la gibbosité costale droite et passant sous l'aisselle droite atteint le montant B. La pression de la bande sur le côté antérieur du flanc gauche est parfois difficilement supportée : dans ce cas on mènera la bande solidement tendue par dessus le bord gauche de la coque, et de là, au dessus de celle-ci jusqu'au montant droit, ce qui évite la pression de la bande sur l'abdomen sans supprimer son effet orthopédique.

Le lit plâtré de Jagerinck présente avec celui de Lorenz de nombreuses analogies.

« Le patient est mis dans le décubitus dorsal sur une table placée de manière que la tête en dépasse le bord et que le front appuie sur un plan situé un peu plus bas que celui de la table, le menton se trouvant ainsi rapproché du thorax. Les jambes sont allongées l'une à côté de l'autre. On fait de la traction sur la tête et les membres inférieurs. On recouvre alors le patient d'ouate : on se sert de préférence de coton brut, qui, n'étant pas dégraissé, ne se laisse pas pénétrer par le plâtre. Lorsque le malade est étendu, au repos, on prépare une bouillie plâtrée d'épaisseur moyenne, dans laquelle on roule de

courtes bandes de flanelle, d'environ 10 centimètres de large. En enroulant ces bandes on
prend grand soin que leurs bords ne se dépassent
pas et qu'il leur reste beaucoup de plâtre adhé-
rent, ce à quoi l'on réussit en ne serrant pas. Les
bandes ainsi imprégnées profondement de plâtre
sont étalées suivant leur longueur sur le patient,
de manière à ce qu'il y en ait partout une dou-

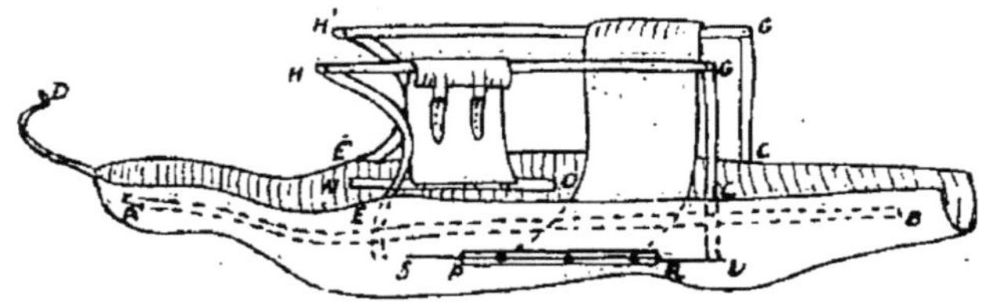

Fig. 32. — Lit plâtré de Jagerinck.

ble ou une triple épaisseur ; en outre, pour qu'il
ne se fasse point de cassure lorsque le lit est
déplacé on ajoute, aux points de jonction de
la tête et des membres inférieurs avec le tronc
quelques petites bandes complémentaires. On
prépare alors une nouvelle bouillie plâtrée,
qu'on saupoudre d'un peu de sel et l'on en recouvre tout l'appareil. Puis on place une nouvelle couche de bande et enfin une dernière
couche de plâtre salé.

A ces généralités, j'ajouterai quelques détails

pratiques, qui ne sont point sans importance.

Les bandes seront juste assez longues pour occuper la longueur du lit sans se rabattre, ce qui évite de donner à ce dernier sur les bords une épaisseur imprévue.

La première bande est placée sous le rachis et chacune des suivantes latéralement, en recouvrant un peu plus que la moitié de la précédente ; de cette manière, la coque a partout la même épaisseur, et les bandes ne glissent pas à droite et à gauche, lorsqu'on fabrique ses parties latérales.

Le lit doit descendre à peu près jusqu'au genou, et son rebord inférieur arriver au plan de la table, ce qui lui donne, sans qu'on ait à s'en occuper, une forme régulière.

L'appareil, ainsi fabriqué, est enlevé, laissé de côté quelques jours, et alors retravaillé.

Des bandes de fer de dimensions déterminées lui sont tout d'abord adaptées par un serrurier. Deux d'entre elles AB et A'B' sont fixées sur ses parties latérales, de son extrémité supérieure à son extrémité inférieure. Deux autres, placées transversalement, croisent ces premières, l'une EE au niveau de l'épaule, l'autre CC' au-dessous du sacrum. Celles-ci, bien fixées aux rebords du lit, le dépassent chacune d'environ 20 centimètres. Les extrémités des inférieures CG et C'G' sont, lorsque le lit est étendu sur le dos, dirigées verticalement pendant que celles des supérieures EH et E'H' doivent figurer, parallèlement, deux courbes dirigées vers la tête. Les extrémités des tiges supérieure et inférieure de chaque côté sont réunies l'une à l'autre par des bandes horizontales, HG et H'G'. Une bande en fer à cheval, KLM, est fixée sur la partie dorsale inférieure de l'appareil et le long de la partie qui correspond à chaque membre inférieur. Enfin une dernière bande de fer, FD, est fixée longitudinalement sur la ligne médiane ; elle se termine en se bifurquant à la région lombaire et déborde la tête de 15 centimètres. Toutes ces bandes sont exactement appliquées sur le corset, recouvertes d'une bouillie plâtrée, puis d'une couche épaisse de bandes plâtrées qui s'arrêtent de tous côtés aux rebords du lit.

Jusqu'à présent, la construction du lit a été indépendante de la forme de la difformité présentée par le malade. Supposons maintenant qu'il s'agit d'une courbure dorsale droite avec compensation gauche.

On coupe, des parties du lit correspondant aux saillies, sur les parties latérales du rachis, par conséquent à gauche dans la région dorsale et à droite dans la lombaire, des fenêtres longues ne dépassant pas deux centimètres de largeur, NO et PR. On prend alors deux bandes larges de 10 à 15 centimètres, à chacune desquelles sont fixées trois anneaux, que l'on passe respectivement par les fentes, et qui vont se fixer à une tringle de fer SO, S'O', placée sous l'appareil, et assurant la traction inférieure. Puis la bande correspondant à la fente dorsale va se fixer à la traverse droite HG, et la bande correspondant à la fente lombaire à la traverse gauche H'G'. Chacune de ces bandes se termine par deux pattes qui, après avoir passé par dessus la traverse, se fixent à des boucles. On peut donc tendre plus ou moins chaque bande, suivant qu'on le désire.

Il ne reste plus qu'à creuser suffisamment le rebord du lit à l'endroit du passage des bras, pour qu'il soit terminé.

Le patient y est placé soit dans ses vêtements de nuit ordinaires, soit dans un tricot. Les bandes larges sont placées bien en face des saillies lombaire et dorsale. Dans les premiers jours, elles sont peu tendues, suffisamment toutefois pour que le corps ne repose sur le lit proprement dit que par les jambes et le bassin d'une part, la tête et les épaules de l'autre. Au bout de deux ou trois jours, la tête est fixée dans une mentonnière de Glisson, dont on adapte le crochet au crochet de fer D et qui, le lit étant placé obliquement, suffit, par le poids du corps, à produire une extension durable du rachis. Le patient s'y habitue peu à peu, et l'on peut placer le lit dans une position de plus en plus oblique. Les bandes larges sont aussi tendues de plus en plus et exercent une pression de plus en plus énergique sur les saillies : cette pression est, on s'en rend facilement compte, non pas une pression verticale, mais une pression diagonale, qui est de beaucoup préférable, car elle associe la détorsion à la pression proprement dite ».

Comme tous les autres lits orthopédiques, le lit plâtré de Jagerinck est utilisé seulement pendant la nuit et aussi, à la rigueur, quelques heures pendant le jour : c'est donc, absolument comme eux, un appareil de réduction intermittente, et non un appareil de réduction permanente avec contention.

b) *Procédés agissant par contention vertébrale seule.*

La seconde variante de la méthode de traitement osseux de la scoliose, celle qui utilise la contention vertébrale seule, repose sur l'emploi d'un moyen unique, les corsets orthopédiques, corsets que l'on s'est du reste tellement ingénié à modifier dans leurs détails que nous devons au moins en énumérer les principaux modèles.

On les classe d'ordinaire en corsets de pression, corsets d'inclinaison, corsets d'extension verticale, corsets de détorsion et corsets complexes. Considérant, ainsi que nous aurons l'occasion d'y revenir, les corsets quels qu'ils soient comme un moyen purement contenteur, nous n'attachons à cette classification qu'une valeur purement mnémotechnique ; nous la conserverons toutefois pour décrire quelques-uns des corsets les plus employés.

1°) Parmi les *corsets de pression* ayant pour intention de comprimer le sommet de la déviation, et caractérisés, soit par leur analogie avec les corsets ordinaires renforcés au niveau de la saillie costale, soit par l'existence d'une plaque de compression proprement dite, nous citerons les corsets de Delacroix, Mayer, Chailly, Godier, Aubry-Seriès, Ducresson, Bouvier et Bouland, Duchenne de Boulogne.

a) Le corset d'Aubry-Seriès « est formé de deux moitiés latérales distinctes, réunies en avant, soit par un busc à agrafes, soit par des pattes à œillets ou par des boucles, et en arrière, par un lacet ; en haut, il est complété par des épaulières. La disposition de ces deux moitiés varie suivant qu'il y a une ou deux courbures. Dans le cas le plus simple et le plus ordinaire, celui d'une courbure dorsale à convexité droite, la moitié correspondante de l'appareil porte, en arrière et sur les côtés, des ressorts verticaux très roides dont le nombre varie de deux à trois suivant le sujet. Leur largeur est de 15 millimètres à l'exception de celui du milieu du dos qui n'en a que 8, et leur épaisseur, de 1 millimètre 1/2. Le demi-corset gauche présente le même nombre de buscs, semblablement situés, mais un peu moins forts que ceux du côté droit, qui doivent résister à la force par laquelle le rachis est entraîné hors de la verticale. Les buscs s'arrêtent, en haut, à la moitié de l'omoplate, et à quelques centimètres au-dessous de l'aisselle ; en bas ils emboîtent les hanches et descendent aussi bas que possible sans gêner la marche. La partie dorsale du bandage est prolongée par des épaulières, larges en arrière, étroites en avant, qui se fixent, à l'aide d'une agrafe, en dehors des goussets. En bas, au niveau des hanches, on coud des pattes en coutil portant plusieurs boutons pour attacher les bas... Lorsqu'il existe deux courbures à peu près égales, par exemple une dorsale à droite et une lombaire à gauche, les deux demi-corsets offrent une disposition différente : celui de droite présente trois ou quatre buscs verticaux, dont un ou deux postérieurs et deux latéraux, ces buscs étant formés de deux lames d'acier d'égale épaisseur et superposées, ce qui les rend très résistants ; le demi corset gauche a aussi le même nombre de buscs, mais ils sont simples en épaisseur et fortement cintrés en sens inverse de la courbure rachidienne inférieure, supposée être ici convexe à gauche, de sorte que le bandage étant présenté sur le corps, l'arc formé par les buscs et celui de la colonne se correspondent par leur convexité. La courbure des aciers ne s'efface qu'en partie par la traction du lacet ;

le métal, qui tend à reprendre sa forme, exerce une pression sur le milieu de l'arc osseux et le repousse vers la ligne médiane ».

b) *Le corset de Ducresson* « se compose d'un corset ordinaire garni en arrière de plusieurs bandes d'acier, dont les unes sont verticales et les autres transversales, de deux tuteurs latéraux surmontés de crosses axillaires et d'épaulières bouclées sur le côté, en avant du tuteur correspondant ; il est fermé derrière à l'aide d'un lacet. Les deux côtés de sa partie dorsale

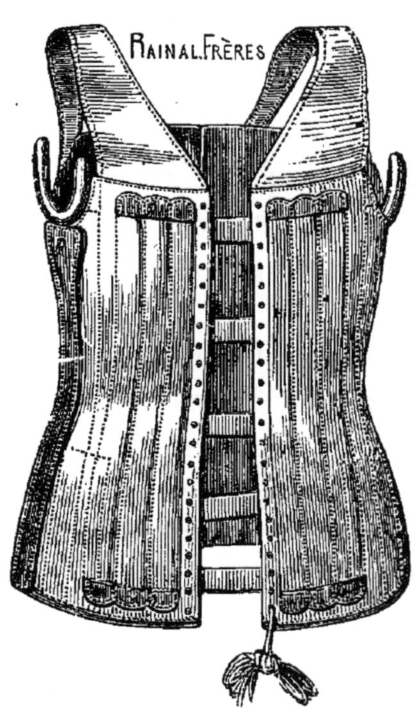

Fig. 33. — Corset de Ducresson.

sont parfaitement symétriques : chacun d'eux porte cinq ressorts verticaux de 12 millimètres de largeur sur 2 millimètres d'épaisseur, et d'autres ressorts transversaux appelés barrettes,

larges de 20 millimètres environ, dont quelques-
uns se prolongent sous les aciers du côté opposé
pour les tenir écartés du corps. Le nombre et la
place de ces barrettes varient suivant l'espèce de
la déviation. Pour une scoliose dorsale droite et
lombaire gauche, on fixe deux barrettes sur le
côté droit du corset au niveau de la courbure
supérieure, et sur le côté gauche, deux autres
barrettes correspondant à la courbure inférieure.
S'il n'y avait qu'une seule courbure dorsale, on
pourrait réduire à deux le nombre de ces barrettes ».

c.) *Le corset de Bouvier et Bouland* « se compose de deux demi-corsets joints en avant
par une pièce d'un tissu très peu extensible. Il
est garni de buscs d'acier postérieurs et de tuteurs latéraux que réunit une bande transversale. Ces tuteurs sont des lames d'acier
de 20 millimètres soigneusement rembourrées, qui descendent jusqu'aux grands trochanters ; ils se terminent par une crosse
garnie de caoutchouc, qui doit s'arrêter un
peu au dessous de l'aisselle pour ne pas soulever l'épaule. Le demi-corset qui correspond
à la convexité de la courbure principale, supposée à gauche, ne porte en arrière qu'un seul

busc d'acier assez souple et sur le côté un tuteur très flexible. L'autre demi-corset, celui qui répond à la concavité de la courbure est au contraire garni de deux buscs postérieurs forts, et d'un tuteur latéral rigide. Le bandage, à l'aide du lacet et surtout de la bande transversale, a pour but d'exercer une pression sur le sommet de la courbure principale en prenant un point d'appui sur les lames métalliques qui se trouvent situées du côté de la concavité de la courbure : on comprend dès lors qu'il doive se composer de deux moitiés offrant des résistances inégales ».

d.) *Le corset de Duchenne de Boulogne* « se compose : 1° d'un corset divisé en deux parties, l'une supérieure, l'autre inférieure, par une bande de tissu caoutchouc, large d'un travers de doigt, placée au niveau de l'espace compris entre la courbure lombaire et la courbure dorsale ; 2° d'une ceinture de métal ajustée sur le corset et destinée à embrasser le bassin ; 3° de deux leviers métalliques de longueur inégale, articulés à pivot inférieurement sur la ceinture de façon à permettre leur inclinaison latérale ; leur extrémité supérieure est assujettie au corset par des courroies portant des plaques

de pression latérales ; l'extrémité supérieure
du levier le plus court est en rapport avec la

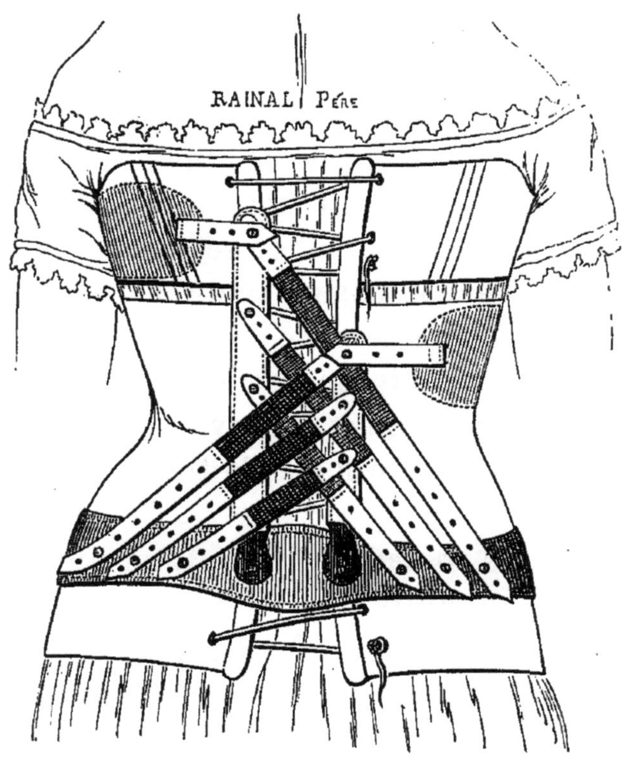

FIG. 34. — Corset de Duchenne de Boulogne.

plaque qui appuie sur la courbure lombaire ;
celle du levier le plus long se rattache à la
plaque appliquée sur la convexité dorsale ;
4° de bretelles à ressorts métallique en spirale

terminées à leur extrémité par des courroies percées de trous, au moyen desquelle elles sont fixées, d'une part à des boutons mis sur la ceinture, et d'autre part à la partie supérieure des tuteurs. Ces courroies élastiques, dirigées obliquement de haut en bas, de chaque levier à la partie postérieure de la ceinture de l'autre côté, sont disposées de telle sorte qu'en agissant sur les leviers, elles attirent en sens contraire et de dehors en dedans chaque moitié du corset doublé d'une plaque de cuir durci ou de métal au niveau des points de pression. L'attache des ressorts au sommet du levier à incliner permet d'employer une force de traction considérable ».

2°) *Parmi les corsets d'inclinaison*, qui ont « pour but de produire une pression très forte, exagérée, agissant sur le thorax dans un seul sens, de façon à renverser les courbures par inclinaison, tandis que dans les corsets précédents, les pressions s'exercent en plusieurs points à des hauteurs différentes du thorax et des lombes et sont à la fois antagonistes et associées dans leur action » (Baudry) ; je mentionnerai les corsets de Hossard, de Barwell, de Fischer, de Lorenz, de Bilder.

a) Le corset de Hossard. « Construit pour une courbure dorsale principale droite, il se compose d'une large ceinture rembourrée, fixée autour du bassin et maintenue par un sous-cuisse. En arrière, la partie médiane supporte un cadran à cremaillère disposé de façon à recevoir l'extrémité d'un levier en acier bruni qui, grâce à la disposition de cette pièce, conserve l'inclinaison qu'on lui donne. Ce levier ou busc remonte au-dessus des épaules ; sur des boutons placés en arrière du busc vont s'attacher les deux chefs supérieurs d'une grande courroie dont les deux chefs inférieurs se fixent sur les

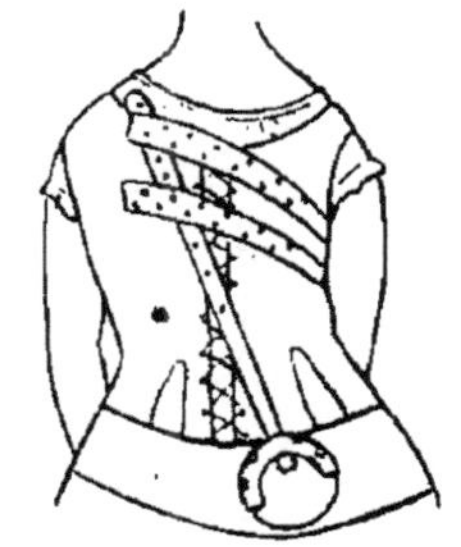

Fig. 35. — Corset de Hossard.

boucles placées à la partie antéro-latérale gauche de la ceinture. Pour appliquer l'appareil, on attache la ceinture, on incline la tige au degré voulu vers le côté concave de la courbure, et alors, faisant incliner le malade dans le même sens et au même degré que le busc, on fixe plus ou moins haut sur celui-ci les chefs supérieurs de la courroie qui contourne le côté droit du thorax ».

b) Le corset de Barwell. « Un lien arrondi

bien rembourré contourne la partie supérieure de la cuisse d'un côté et donne attache à un coussin triangulaire situé au niveau de la hanche. Des deux angles supérieurs de ce coussin part une sorte de ceinture d'un tissu assez résistant, laquelle va en s'élargissant de telle façon qu'elle atteint sa plus grande dimension au point où elle s'applique sur le sommet de la déviation lombaire. Deux bretelles, l'une antérieure, l'autre postérieure, la relient en outre à une large pièce qui embrasse l'épaule et la région thoracique déformée. Une série d'anneaux, formés d'un cordon très fort de caoutchouc, unissent ensemble les différentes pièces de l'appareil et constituent la force élastique destinée à produire les pressions ».

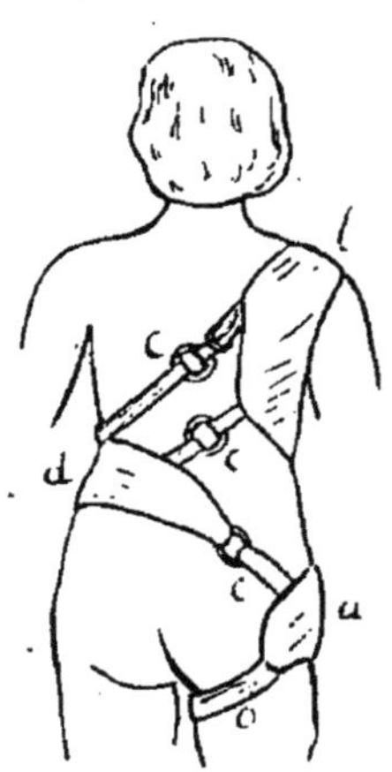

Fig. 36. — Corset de Barwell.

Le corset ou mieux l'appareil à bandes élastiques de Barwell a été le point de départ de toute une série d'appareils analogues parmi lesquels nous mentionnerons ceux de *Fischer*, *Lorenz*, *Bilder*, encore aujourd'hui utilisés en

Allemagne, et dont il nous semble inutile de donner une description détaillée.

3°) *Parmi les corsets d'extension*, ayant pour but de faire supporter au bassin le poids de la partie supérieure du tronc à l'aide de béquillons axillaires, les uns ont ces béquillons soutenus par un tuteur postérieur médian, (corsets de Dionis, Mellet, Delpech, Bonnet), les autres par deux tuteurs, formant les parties latérales des corsets (Bouvier, Raynal), ou si le corset est massif, adaptées à ses parties latérales, (corset de Mathieu).

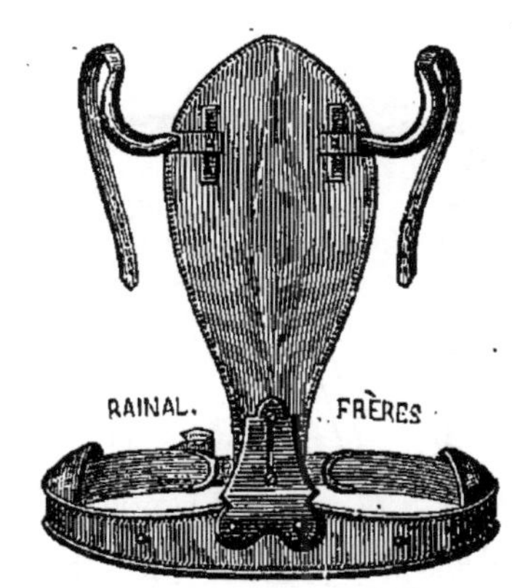

Fig. 37.— Corset de Bonnet.

Nous allons décrire un exemple de chacune de ces trois variétés.

a) *Le corset de Bonnet* est « formé des pièces suivantes : un cercle en acier garni d'une ceinture de coutil, matelassée en dedans et assujettie par des rubans de fil, entoure le bassin ; ce cercle supporte en arrière une large plaque élastique placée sur la ligne médiane et rattachée à la ceinture par une tige à coulisse, permettant de

8

l'élever ou de l'abaisser. Sur la partie supérieure de cette plaque viennent se fixer au moyen de vis reçues dans des coulisses, deux tiges transversales sous-axillaires munies d'épaulettes ».

b) Le corset de Raynal » est composé d'une ceinture en acier embrassant le bassin ; sur ses côtés sont disposés des goussets prenant un solide point d'appui sur les crêtes iliaques ; ils ont pour but d'empêcher la ceinture de glisser ; deux tuteurs latéraux terminés en croissant, prenant exactement la forme de la partie thoracique, accompagnent les goussets et viennent prendre

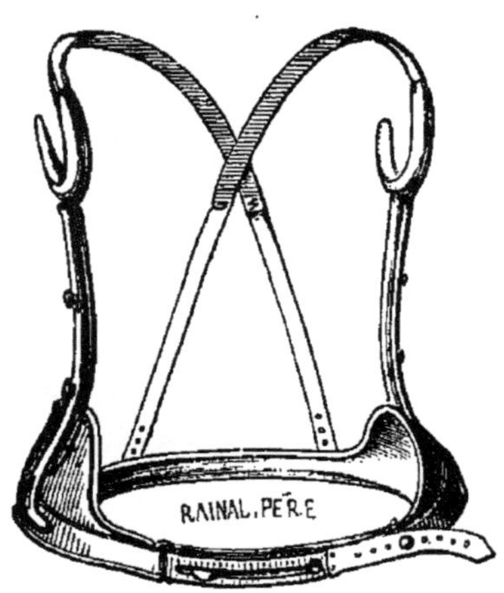

Fig. 38. — Corset de Raynal.

un point d'appui sous le creux axillaire ; ils sont en acier assez rigide pour ne pas se déformer sous l'action de la pesanteur des parties supérieures du tronc. Deux bretelles, fixées à l'une des extrémités du croissant des tuteurs, ont pour but de rejeter les épaules en arrière.

Aucun lien ne passe sur le devant du thorax. Lorsque l'appareil est applicable chez les jeunes filles de 15 à 18 ans, on adapte un devant de corset destiné à soutenir la poitrine sans la comprimer. La partie dorsale restant libre, il est facile de serrer ou d'élargir le corset au moyen de lacets disposés sur les tuteurs latéraux ».

c) *Le corset en cuir perforé de Mathieu* « se compose de deux valves ou demi-cuirasses en cuir, l'une antérieure, l'autre postérieure, soutenues à l'extérieur par des nervures d'acier et par deux tuteurs latéraux à béquillons. Les demi-cuirasses, réunies sur les côtés à l'aide d'un lacet, sont faites avec du cuir de vache de 2 ou 3 millimètres d'épaisseur, cambré avec beaucoup de soin sur le moule du sujet, et criblé d'un grand nombre de trous de 5 ou 6 milimètres de diamètre, afin de laisser pénétrer l'air ; pour les jeunes filles, ou découpe souvent le cuir au niveau des seins. Les tuteurs latéraux ou béquillons, placés dans une coulisse formée par deux des nervures latérales portent un ressort en spirale surmonté d'un croissant dont l'extrémité antérieure est prolongée par une longue courroie qui contourne l'épaule, croise à la région dorsale la courroie du côté opposé et va se fixer au-dessous de la coulisse correspondant à ce dernier... la fabrication de cet appareil comporte certains détails

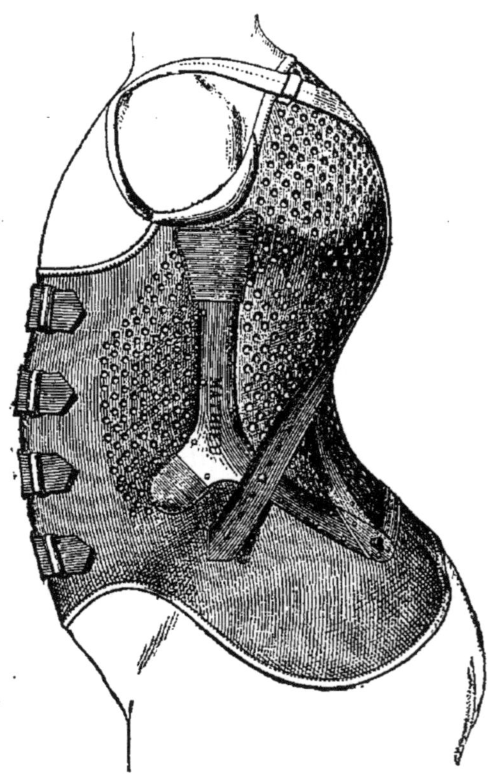

Fig. 39. — Corset en cuir perforé de Mathieu

utiles à connaître. Il faut d'abord, pendant le moulage, faire tenir le sujet le plus droit possible ; ensuite, il est important de faire sécher complètement le plâtre avant d'y appliquer le cuir. Ce dernier doit être, au préalable, ramolli par un séjour de plusieurs heures dans l'eau froide, et en le frappant contre un corps dur ; on le place ensuite sur le plâtre, où on le cambre avec la main, de manière à le faire adhérer exactement sur tous les points, et on fait disparaître avec un brunissoir en buis, les petits plis qui se sont formés ; on fixe enfin ce cuir à l'aide de clous placés aux extrémités et au centre des dépressions, puis on le laisse sécher sur le moule pendant vingt-quatre heures ; après ce délai, on peut essayer les valves sur le sujet ; on arrête alors leurs dimensions et on régularise leurs contours. S'il est nécessaire de modifier quelques parties de la cuirasse, on la replace sur le plâtre que l'on a préalablement retouché et ensuite on mouille le cuir au niveau des parties retouchées, pour lui en faire prendre la nouvelle forme. Lorsque le cuir est convenablement ajusté, on trace sur le sujet le trajet des nervures, d'après la forme de déviation, mais elles doivent toujours, à la périphérie et au centre, constituer un système de supports concentriques réunis par des rayons. Ces nervures sont découpées dans une même plaque d'acier et d'une seule pièce ; on les maintient en place à l'aide de petits rivets. Pour terminer l'appareil, on le double d'une peau d'agneau et on perce les trous. »

4°) *Parmi les corsets complexes,* extrêmement nombreux, réunissant plusieurs des tendances

8.

des corsets simples que nous venons de décrire,
je mentionnerai :

α *Les corsets combinant la pression à l'aide de plaques et l'extension à l'aide de béquillons axillaires*, tels que ceux de Bigg, Foucher, Trélat, Lefort, etc.

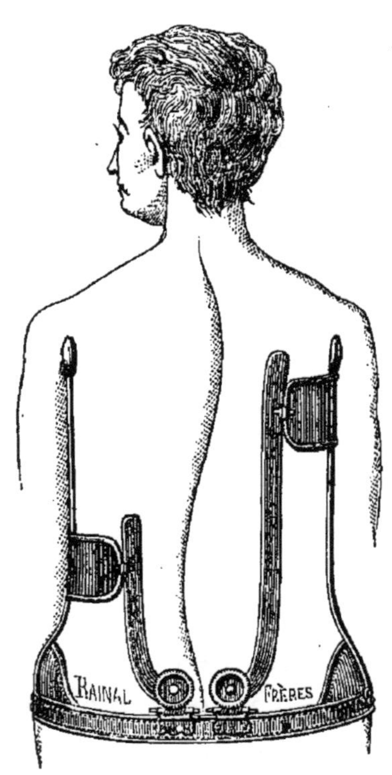

Fig. 40. — Corset de Bigg.

a) *Le corset de Bigg* « se compose d'un cercle pelvien rembourré et muni d'une ceinture en étoffe qui embrasse les hanches. De ce cercle partent deux tuteurs latéraux terminés en haut par des crosses axillaires, et deux leviers remontant de chaque côté du rachis. Le levier droit s'élève jusqu'au milieu de l'omoplate, le gauche ne dépasse pas la région lombaire. Chacun de ces leviers, convexe en dehors à sa partie inférieure, est fixé sur le cercle pelvien au moyen d'une articulation à roue qui permet de l'incliner en dehors ou de le rapprocher du plan médian, et se termine à sa partie supérieure par une plaque de pression dont on peut faire varier la hauteur et l'inclinaison. Sur les tuteurs est fixée une large bande de coutil lacée en avant, et de la partie antérieure des crosses partent des courroies qui vont s'attacher en arrière sous leur extrémité postérieure ou bien sous le sommet des leviers, après avoir contourné les épaules et s'être entrecroisées en arrière » (Dubreuil).

b) Le corset de Foucher « est formé d'une ceinture pelvienne capitonnée, munie d'une coulisse à rallonge qui se moule sur le bassin... Elle porte deux tuteurs latéraux mobiles, terminés par deux béquillons sous-axillaires. Ces tuteurs sont articulés à leur partie inférieure, au niveau de la ceinture, de telle sorte qu'ils peuvent osciller latéralement, suivre et saisir le tronc dans toutes les attitudes. Ils se fixent ensuite au point déterminé par l'action d'une vis à marteau placée à leur base articulée. L'appareil est en outre muni à sa partie latéro-postérieure de deux plaques costo-dorsales mobiles dont l'une fait pression sur la déviation et l'autre sur la courbure de compensation : ce dernier résultat s'obtient au moyen de deux lanières transversales postérieures entrecroisées et à tirage élastique, unissant les deux pelotes compressives l'une à l'autre ».

c) Le corset du professeur Trélat « se compose d'une ceinture en cuir moulé, embrassant le bassin tout entier et la moitié inférieure du tronc.

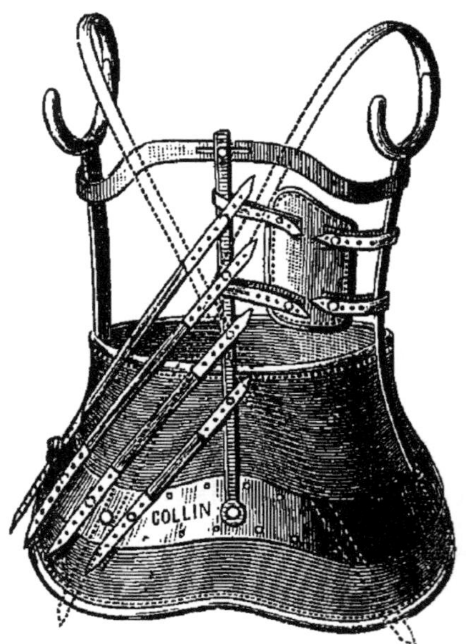

Cette pièce est maintenue dans sa forme par une armature d'acier martelé ; 2° de deux tuteurs latéraux munis de croissants axillaires ; 3° d'une traverse métallique qui maintient ces deux tuteurs à leur extrémité supérieure dans un écartement calculé ; 4° d'une tige postérieure médiane fixée par une vis à armature d'acier de façon à se mouvoir latéralement : l'extrémité supérieure de cette tige joue dans une rainure de la traverse métal-

Fig. 41. — Corset de Trélat.

lique qui supporte les tuteurs ; 5⁰ de liens élastiques attachés, d'une part à la tige médiane postérieure, et de l'autre à l'armature d'acier; 6° d'une plaque métallique rembourrée, disposée pour embrasser la saillie costovertébrale ; elle est fixée d'une part à l'un des tuteurs latéraux et de l'autre à la tige médiane postérieure ».

d) *Les corsets du professeur Lefort* ont été construits l'un par Collin , l'autre par Lacroix.

Le corset *Lefort-Collin* est très analogue au corset Trélat. Il utilise comme lui la large ceinture abdomino-pelvienne ; mais il n'existe pas de tige médiane postérieure ; la plaque qui doit agir sur la saillie costale est placée entre cette saillie et la traverse métallique ; elle est reliée par une courroie à cette traverse et par deux agrafes au tuteur latéral.

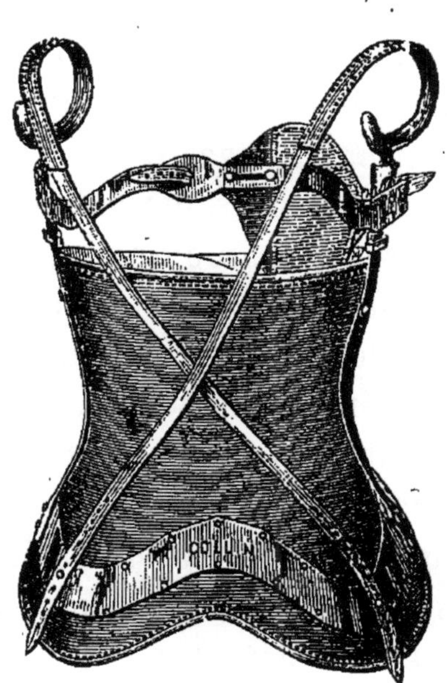

FIG. 42. — Corset de Lefort-Collin.

Le corset *Lefort-Lacroix*, très différent, « est muni d'une large ceinture métallique percée à jour et aussi légère que possible. Deux tuteurs latéraux et deux tuteurs médians ou dorsaux sont fixés à cette ceinture et reliés entre eux à la partie supérieure par une traverse métallique postérieure articulée, qui va d'un béquillon à l'autre. La base d'extension et de sustentation du rachis est donc fournie par un point d'appui inférieur inamovible, parfaitement ajusté sur le bassin, et le sommet par deux béquillons mobiles plongeant sous les aisselles et fixés à l'extrémité des deux tuteurs latéraux. Le rachis, maintenu par les tuteurs métalliques, est ainsi préparé à subir l'impulsion de deux bandes élastiques postéro-latérales fixées en arrière aux tuteurs médians et attachées de côté aux tuteurs latéraux par des agrafes. Pour s'opposer au mouvement de rotation que subirait le corset sous l'action de ces bandes élastiques et au déplacement qui en résulterait, le béquillon du côté de la scoliose est prolongé antérieurement jusqu'au sternum ; celui du côté opposé, postérieurement jusqu'au sommet du scapulum. L'appareil est muni de coulisses à rallonges qui permettent de toujours tenir de pareilles proportions en longueur et en circonférence en suivant le développement et le redressement du malade. Enfin, il est complété à sa partie antérieure par un large plastron élastique, formant devant de corset, à attaches mobiles et fixées

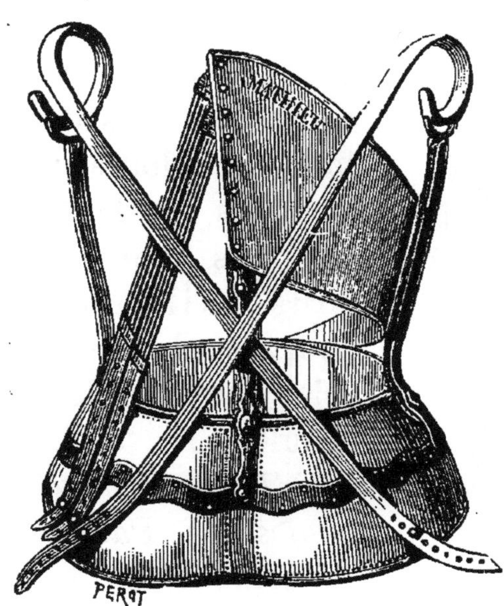

Fig. 43. — Corset de [Mathieu.

avec deux tuteurs latéraux ; l'action de la bande antérieure équilibre l'action des bandes postérieures, de sorte qu'elles tendent constamment et simultanément à ramener le thorax dans la rectitude normale ».

3° *Les corsets combinant l'extension à l'aide de béquillons, à l'inclinaison à l'aide de tractions,* tels que ceux de Mathieu et du professeur Panas.

a) *Le corset de Mathieu* « est formé d'une ceinture pelvienne à laquelle se fixe, par l'intermédiaire d'un pivot, un levier qui supporte une bande compressive spéciale. Des bandes élastiques s'attachent en haut aux boutons supérieurs du levier et vont du côté de la concavité de la ceinture, se fixer en bas sur celle-ci, qui est en outre pourvue de deux tuteurs latéraux susceptibles de se raccourcir ou de s'allonger à volonté et terminés en haut par des crosses sous-axillaires pourvues de courroies entourant les épaules ».

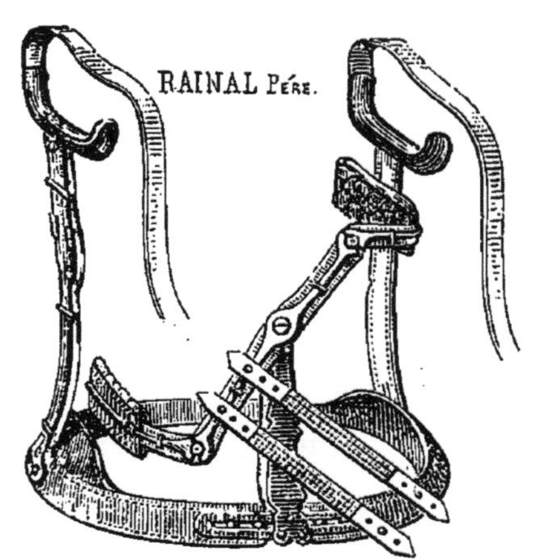

Fig. 44. — Corset de Panas.

b) *Le corset du professeur Panas* est composé d'une ceinture pelvienne et de deux tuteurs latéraux à béquillons. « En outre, au milieu de la partie postérieure de la ceinture, est fixé un tuteur dorsal sur lequel s'articule un levier à deux branches dont les extrémités supérieures et inférieures sont munies chacune d'une plaque fortement rembourée, s'appliquant exactement au niveau des deux courbures. La traction est obtenue au moyen de deux bandes élastiques fixées à la branche inférieure et venant s'attacher par deux boutons à la ceinture pelvienne ».

Tels sont, aussi méthodiquement classés que possible, les plus intéressants des corsets à scoliose. Le nombre de ceux qui ont été décrits soit par les orthopédistes soit par les fabricants est beaucoup plus considérable. Tenter leur description ou même leur simple énumération serait sans aucune utilité.

c) Procédés agissant par réduction suivie de contention.

Les procédés agissant par réduction suivie de contention sont basés sur l'association des deux variantes précédentes de la méthode osseuse ; ils ont pour but d'obvier à la déviation déjà produite en la réduisant, puis de maintenir la réduction, et de s'opposer à la reproduction de la difformité, à l'aide d'appareils contenteurs.

L'idée d'associer dans le traitement de la scoliose la contention à la réduction appartient, sauf quelques tentatives antérieures de Cazin à l'aide de la suspension et du corset silicaté, à Sayre qui, en 1876, appliqua le premier corset plâtré pour scoliose après avoir eu soin de réduire au minimum par la suspension, c'est-à-dire par l'extension la déviation existante.

La technique employée par Sayre a été maintes fois décrite, soit par lui-même, soit par ses élèves, dans leurs innombrables publications à ce sujet, soit par les imitateurs, tant étrangers que français, de l'orthopédiste américain. Jugeant inutile d'augmenter le nombre de ces descriptions, nous nous contenterons de reproduire l'une des plus satisfaisantes, celle donnée par S. Baudry dans sa thèse d'agrégation de 1883.

« Dans la méthode de Sayre, dit-il, il y a deux éléments à considérer : la suspension et le moyen d'immobilisation, le corset plâtré.

L'appareil suspenseur se compose de deux courroies ou plaques métalliques rembourrées formant anneau et pouvant saisir l'occiput et le maxillaire inférieur à leur base. De chaque côté des anneaux occipito-maxillaires partent deux courroies qui se rendent à un fléau métallique attaché au sommet d'un trépied par l'intermédiaire d'un mouffle. L'appareil est complété par deux lanières en étrier partant des extrémités du fléau et venant passer sous les aisselles. Le malade, garni de ses bretelles et de son licol, exerce, à l'aide d'une corde, la traction nécessaire pour

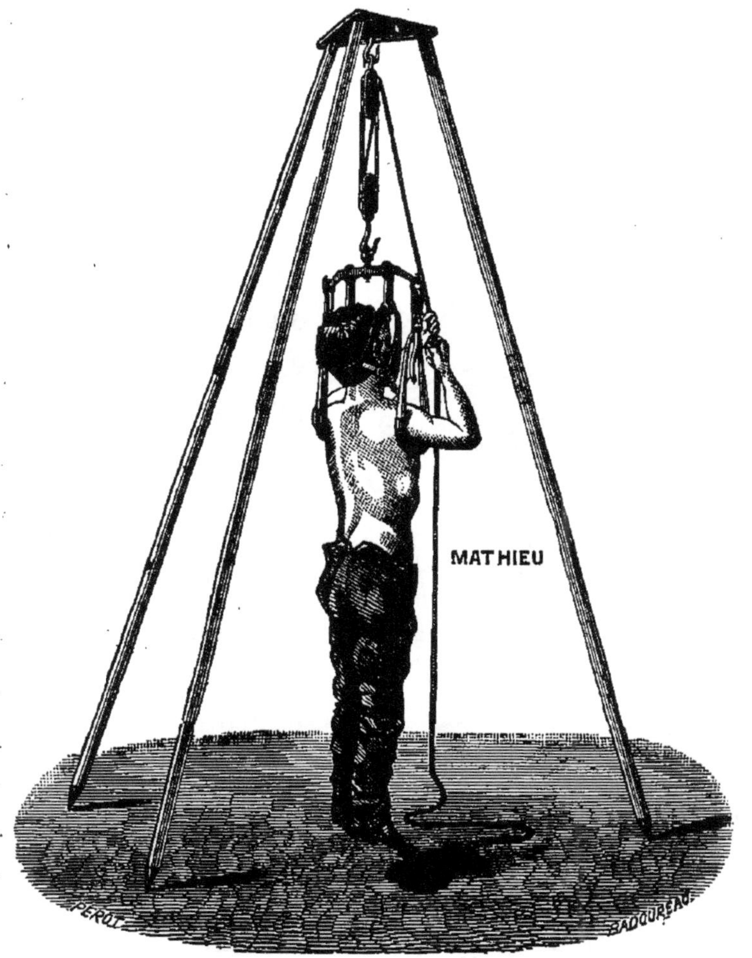

FIG. 45. — Appareil à suspension de Sayre.

s'élever lui-même à une hauteur suffisante, de

façon que ses pieds ne reposent plus sur le sol. Sayre recommande de lui faire faire pendant qu'il s'élève ainsi, de profondes et fréquentes inspirations. Il faut également avoir soin de lui faire tenir les mains au-dessus de la tête. Cette position met en jeu les muscles du thorax, grand pectoral, grand dorsal, grand dentelé, etc., et réduit au minimum la traction exercée sur les ligaments du cou qui, sans cette précaution, pourrait provoquer des accidents sérieux. Pendant la suspension, la main correspondant à la concavité dorsale devra être plus élevée que l'autre.

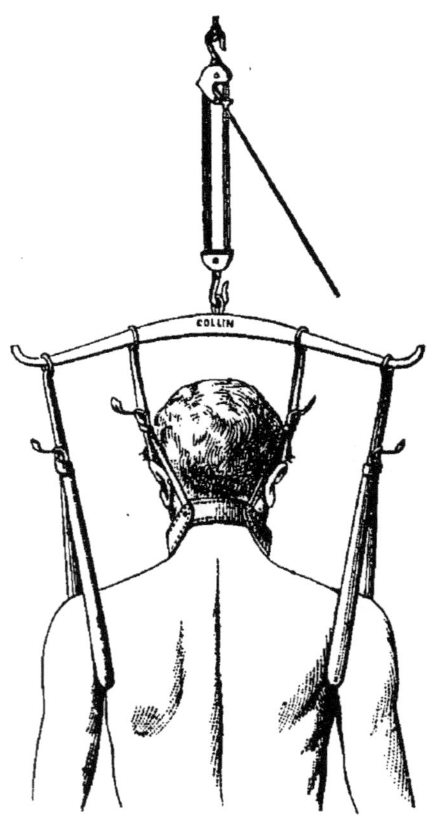

Fig. 46.—Détails de l'appareil de Sayre

Le redressement ainsi obtenu, Sayre appli-

que le corset plâtré. Le torse est mis à nu, et recouvert d'un maillot exactement tendu par des
bretelles qui passent au-dessus des épaules ; en
bas, on exerce une traction sur les parties antérieure et postérieure qui sont réunies sous le
périnée et simplement fixées au moyen d'une
épingle. Il faut mettre une couche d'ouate au
niveau des saillies osseuses et placer, au niveau
du creux épigastrique, un coussinet formé d'un
linge plié de façon à envelopper une certaine
quantité d'ouate ; ce coussin permet les mouvements du diaphragme et la dilatation de l'estomac. Le chirurgien dispose à ses côtés des bandes de tarlatane saupoudrées de plâtre, longues
de deux à trois mètres, larges d'environ dix centimètres, et une grande terrine pleine d'eau tiède
et salée. Après avoir trempé dans le baquet d'eau
tiède les bandes roulées et saupoudrées, de façon
à ce qu'elles soient entièrement submergées,
et attendant le moment où la pression ne fait
plus sortir aucune bulle d'air, il en fait l'application pendant que le malade pratique
l'auto-suspension. Il commence le plus haut possible au-dessous du creux axillaire, afin que les
épaules soient bien soutenues, comme par des
béquilles, après le durcissement ; il descend pro-

gressivement jusqu'aux saillies formées par les crètes iliaques antéro-supérieures et les trochanters qui serviront de point d'appui à cet appareil. Le corset est fait et séché en 10 ou 15 minutes. Il faut alors enlever l'épingle qui a maintenu la partie inférieure du maillot sous le périnée et retirer le coussinet épigastrique.

Le corset est gardé pendant deux ou trois mois; on l'applique de nouveau jusqu'à guérison.

Pendant toute la durée du traitement, il faut que le malade pratique chaque jour et le plus longtemps possible l'auto-suspension, en ayant soin d'observer les préceptes indiqués au sujet de celle-ci. »

La technique de Sayre, tant à cause de la publicité dont son auteur l'entoura que de ses résultats réels, eut un retentissement considérable : elle fut l'objet d'un nombre extraordinaire de travaux, les uns élogieux comme ceux de Warfwinge, Golding-Bird, Professeur Duplay, Fochier, Vincent, Gevaert, Baker, Fisher, Frænkel, Jones, les autres critiques comme ceux de Busch, Adams, Bigg, Dally, Jules Guérin, Andrews ; les autres enfin réservés, comme ceux de Parker, da Cunha, Walter Pye, Sonnenburg, Saint-Germain, Ornsby, Nyrop,

Montag, Picqué. L'ensemble des appréciations fut, somme toute, plutôt favorable.

Les modifications de détail ne manquèrent point, du reste, à la technique nouvelle.

a) *Tout d'abord la suspension cervico axillaire effraya et l'on s'ingénia pour la modifier.* *Beely* remplaça les moufles par une poulie et fit placer les deux mains du patient non plus sur une corde verticale à nœuds, mais sur une barre transversale, *Owen* substitua à la suspension cervico-axillaire la suspension seulement axillaire, *Barwell* la suspension faite sur une ceinture passant à la hauteur de la deuxième côte, enfin quelques-uns cherchèrent à obtenir la réduction de la difformité, préliminaire à l'application du corset, par des moyens autres que la suspension verticale.

1°) *Dornbütk* fit coucher le sujet, du côté convexe, sur des bandes fixées au plafond, et exerçant ainsi, par pression directe, l'action réductrice cherchée ; il leur associait une action extensive par traction sous les aisselles et les membres inférieurs ; enfin il faisait l'application du corset par dessus la bande dont il coupait les bouts lorsqu'il était terminé.

2°) *Walcker* et *Miller* recommandèrent l'emploi du décubitus dorsal, qui suffit à lui seul pour provoquer une certaine réduction de la difformité.

3°) *Willett* proposa l'emploi du décubitus ventral flottant. Le sujet appuie ses coudes sur une table et est maintenu par des courroies, fixées à une traverse horizontale, qui soutien·nent le sternum, les hanches et les cuisses.

4°) Enfin *Nebel* utilisa aussi le décubitus ventral flottant, à l'aide d'un appareil un peu plus compliqué, qu'il a modifié à plusieurs reprises et dont un dernier perfectionnement a été publié par lui, en 1897.

« L'appareil que j'emploie actuellement, disait-il à cette date, au lieu d'être bâti en bois, comme mes appareils précédents, dès lors peu maniables, est de tube d'acier, en deux parties qui se rabattent aisément l'une sur l'autre, tout en permettant d'installer l'appareil avec la plus grande facilité. L'ensemble pèse 16 kilogrammes 1/2. La figure le représente monté, avec ses courroies placées et un malade posé dessus, ses pieds fixés dans la sangle transversale inférieure. La position des autres sangles est nécessairement variable suivant la nature de la déviation qu'il s'agit de corriger. Sur la figure, il s'agit d'une scoliose dorsale droite. Pour la corriger, il faut une traction oblique s'exerçant de droite à gauche. Dans ce but, on doit tout d'abord fixer le bassin par une sangle dirigée en sens inverse, c'est-à-dire vers la droite. Une seconde sangle, venant de la barre gauche de jonction, passe obliquement sur le dos, entoure le thorax énergiquement refoulé vers la gauche par la main d'un assistant, et se termine sur le montant latéral gauche de la partie antérieure de l'appareil. Une troisième sangle vient d'une des

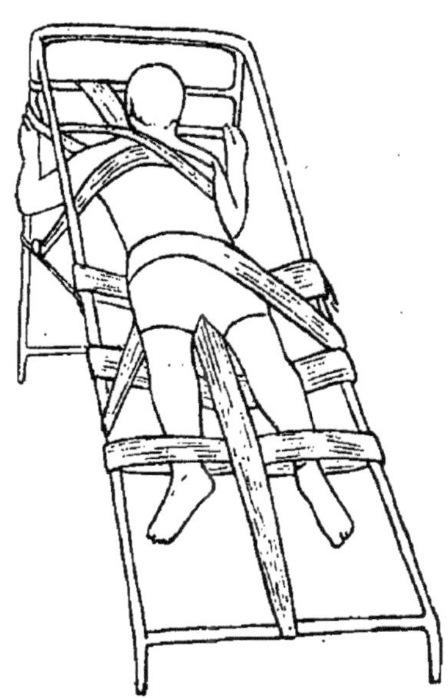

Fig. 47. — Appareil à suspension horizontale de Nebel.

barres transversales de la partie antérieure de l'appareil, à gauche, entoure le thorax refoulé par la main de l'aide et vient se terminer sur la pièce gauche de la partie horizontale de l'appareil. Si l'on veut après le placement de ces bandes appliquer directement le corset plâtré, on le fera très aisément en employant des bandes

9.

de flanelle, qui peuvent y être abandonnées. La sangle longitudinale est, pour la même raison, composée de trois segments réunis par de petites boucles de métal, et dont le moyen peut être abandonné dans le corset ».

b. *D'autre part le corset, fabriqué suivant les indications de Sayre, parut pouvoir être amélioré :*

1°) *Quelques-uns le modifièrent simplement dans ses détails* : Owen et Warfwinge supprimèrent le coussinet épigastrique en ayant soin de faire prendre au malade, avant l'application du corset un repas abondant ; Smith, plaça entre les seins et sur l'abdomen des vessies pleines d'air qui pouvaient se gonfler à volonté.

2°) *D'autres associèrent au plâtre, dans la confection du corset, des substances différentes :* Meyer protégea le corset plâtré par une couche de feutre plastique, Hemingway et d'autres pensèrent le consolider par des attelles en fer, Waltusch, Bilhaut, par des lattes de bois dont l'utilisation fit donner au corset plâtré aussi modifié le nom de corset de bois.

3°) *Enfin d'autres tentèrent de supprimer complètement le plâtre.* Coover se servit du silicate de soude. Owen utilisa le silicate de potasse, dont il obtenait le durcissement très rapide au moyen de l'addition d'une petite quantité d'alcool. Israël employa « une sorte de toile constituée par des fils de fer étamé ; on obtient ainsi un tissu à la fois flexible et résistant, facile à couper, et s'adaptant très exactement aux parties sur lesquelles il s'applique. On fait deux larges attelles, une antérieure et une postérieure, qu'on fixe au moyen de bandes. Au bout de 24 heures celles-ci sont enlevées et on solidifie le réseau avec du silicate de potasse, en ayant soin d'entourer les pointes de fer avec du diachylon ». Mac Even utilisa la paraffine, Girdlestone la dextrine, Steele et Weigel le papier, Nebel le ciment, Ornsby et Tiry le feutre poreux.

Ajoutons qu'un grand nombre parmi les auteurs que nous venons d'indiquer fendirent d'emblée le corset qu'ils avaient fabriqué et le munirent de lacets, qui permettaient de l'ôter et de le remettre aussi souvent que l'on veut ; certains mêmes, fabriquèrent ces corsets amovibles non plus directement sur le corps, mais sur un moulage : tel est Vance, avec son corset de carton, impregné de gélatine et d'oxyde de zinc : tel Vulpius, avec son corset de cellulose.

Nous n'hésitons pas à dire que toutes ces modifications au procédé de Sayre sont mauvaises.

Il faut du reste ajouter que les chirurgiens, qui se contentèrent de suivre le procédé de Sayre sans le modifier, l'appliquèrent eux-mêmes d'une façon de plus en plus inexacte. Ils ne suspendirent plus qu'en apparence leurs malades, laissant la plante des pieds appuyer à terre et oubliant la position nécessaire des bras. Par peur d'eschares hypothétiques, ils épaissirent de plus en plus la couche d'ouate à l'intérieur du corset qui devint de plus en plus lâche, et finit par n'être plus qu'un poids ajouté à la difformité. Si bien qu'un procédé, destiné primitivement à faire de la réduction suivie de contention, ne pouvait plus entre leurs mains prétendre à donner ni l'une ni l'autre.

J'ai tenté de réagir contre cette tendance fâcheuse et essayé non seulement de rendre à la méthode de la réduction suivie de contention la place qu'elle avait perdue, mais encore de démontrer que, loin d'avoir à être atténuée, la technique primitive de Sayre demandait à être renforcée, tant du côté de l'énergie réductrice employée que de la sévérité des moyens contenteurs utilisés.

Mes travaux à ce sujet ont été publiés en 1895, 1897, 1898, surtout à l'Académie de médecine ; ils ont remis à l'ordre du jour ou suscité un certain nombre d'autres études, dues à Delore, Forgue, Calot, Bilhaut, Delcroix, Redard, Levassort, Hoffa. Le Congrès de Chirurgie de 1897 a marqué le point culminant des discussions de priorité et de technique qu'ils ont soulevé.

Les discussions de priorité sont des plus faciles à résoudre par les dates. Deux seulement, des publications que je viens de citer, sont parues antérieurement aux miennes : celle de Delore et celle de Forgue ; du reste ni dans l'une ni dans l'autre l'idée générale de la méthode n'est exprimée. Et comme les tentatives antérieures de Sayre et de ses élèves étaient basées sur des idées théoriques tout à fait différentes, Sayre étant, je l'ai déjà dit, un partisan résolu de la théorie musculaire de la scoliose, il en résulte que je suis le premier à avoir émis le principe fécond de l'immobilisation en bonne position dans le traitement de cette affection. Delore et Forgue n'en gardent pas moins à côté et après Sayre, le rôle important de précurseurs de la méthode. J'ajouterai que si nous lisons les techniques de ces deux distingués chirurgiens, nous voyons de suite qu'elles sont aussi incomplètes que possibles : ni l'une ni l'autre n'assurent d'une façon suffisante la contention de la colonne vertébrale réduite. Les autres techniques que nous aurons à signaler l'assurent il est vrai, mais elles sont postérieures à la mienne, soit dit non seulement pour le procédé de Calot, procédé qui s'écarte très notablement du mien et qui a fait son temps, mais aussi pour les procédés de Lorenz et de Hoffa, publiés seulement en juin 1898. La remarque a d'autant plus d'importance que ces dernières techniques, du plus grand intérêt se rapprochent par plus d'un point de la mienne, et que leurs auteurs insistent comme moi sur la nécessité de l'assouplissement préalable du rachis, sur la nécessité de la détorsion, jointe aux autres moyens mécaniques de réduction, sur la nécessité de laisser dans l'appareil immobilisateur les plaques ou les bandes de détorsion : tous points sur l'importance considérable desquels nous aurons longuement à revenir.

Quoi qu'il en soit, les procédés indiqués dans les diverses publications que je citais tout-à-l'heure me paraissent devoir se ranger en deux catégories : les uns ont pour caractéristique principale la réduction forcée en un temps sous chloroforme ; les autres, préférant la réduction en plusieurs temps sans chloroforme essaient d'assouplir, de distendre progressivement les parties lésées, avant l'effort définitif, qui devient alors moins brutal.

Remarquons en outre, dès à présent, que de tous ces procédés la très grande majorité n'utilisent comme force réductrice que l'extension et les pressions ; trois seulement, le mien, celui de Lorenz et celui de Hoffa s'attaquent en outre, par l'emploi d'une force tendant à détordre les corps vertébraux sur leur axe à la torsion qui constitue, nous l'avons déjà dit bien des fois, un élément essentiel de la difformité scoliotique.

I. La réduction forcée en un temps sous chloroforme, a été employée pour la première fois, il y a une trentaine d'années, par X. Delore, de Lyon.

Voici la description que, en 1895, *Delore* donnait de sa technique :

« Me basant sur les succès obtenus dans les ankyloses par le redressement brusque avec effort, j'ai soumis les scoliotiques à des manœuvres de force pour remédier à la déformation. Ce n'est pas aux manipulations douces, employées depuis longtemps et dont j'avais maintes fois constaté le peu de puissance, que j'ai eu recours. L'on pratique une véritable opération dont voici la description.

« Après anesthésie, le scoliotique est placé sûr le bord d'une table basse, recouverte d'un matelas peu épais. Nous supposons qu'il est atteint de la déviation classique, convexité dorso-costale droite avec courbures compensatrices cervicale et lombaire. On le couche du côté gauche ; on place des coussins sous l'épaule et le bassin pour faire porter à faux ; puis on presse successivement par des mouvements saccadés et alternatifs sur la convexité costale droite ; on s'efforce ainsi de briser les adhérences vicieuses, de mobiliser les articulations des côtes et des vertèbres, de redresser en un mot l'arc vicieux de la colonne vertébrale à laquelle se transmet l'effet exercé sur les côtes. Évidemment le résultat immédiat offre des nuances diverses. Tantôt un redressement apparent est obtenu rapidement, tantôt le résultat semble nul, et l'on se voit obligé de continuer avec une grande vigueur pour triompher de la rigidité pathologique. J'ai trouvé opportun dans quelques circonstances d'employer des leviers spéciaux.

Ce n'était pas sans émotions que je pratiquais, au début, des massages énergiques sur la cage thoracique d'enfants de 11 à 12 ans. On pouvait craindre une rupture des côtes, un diastasis vertébral avec ses conséquences du côté de la moelle, mais surtout, il y avait un inconnu inquiétant du côté du poumon, du cœur et des gros vaisseaux. » Dans toutes mes opérations, dont quelques-unes ont été très prolongées et très fortes, je n'ai jamais observé l'ombre d'un accident.

Dès que le massage a été pratiqué, il faut s'efforcer de maintenir le redressement obtenu : c'est une condition impérieuse, sous peine d'échec lamentable.

Il y a trente ans, avant les publications de Sayre, étant pénétré de l'importance de soutenir la tête, j'avais fait placer un crochet au plafond de ma salle d'opération, à la Charité, pour soulever les opérés par la tête et leur appliquer immédiatement un corset silicaté inamovible, puis je les faisais coucher sur un plan rigide ou dans une grande gouttière Bonnet, jusqu'à dessication complète du bandage qui comprenait la tête, en prenant la précaution d'exercer une traction sur elle et le bassin. Je suis encore cette manière d'agir. Le corset silicaté ne peut être du reste indéfiniment toléré. Lorsqu'on l'enlèvera on fera faire des massages matin et soir. Après celui du matin on appliquera un corset métallique, comprenant non seulement le thorax, mais encore la cuisse et même la tête. Pendant la nuit, je conseille une demi-gouttière métallique latérale, qu'on emploie alternativement à gauche et à droite pour favoriser le redressement ».

Nous ne décrirons pas ces appareils spéciaux, très compliqués et qui constituent à n'en pas douter un côté tout à fait défectueux de la méthode de Delore, et cela de l'aveu même de son auteur.

Deux ans après la publication de Delore, en 1897, le docteur *Calot* donnait de la réduction forcée en un temps une description nouvelle.

« L'enfant, dit-il, est couché sur la table d'opération. Avant de l'endormir, on installe sur sa nuque et sous son menton un petit bandage en toile fabriqué séance tenante avec deux bandes de toile qu'on pourra laisser dans l'appareil platré. Ces bandes ont une longueur approximative de 80 à 90 centimètres ; la partie moyenne de l'une des bandes emboîte le menton, la par-

tie moyenne de l'autre embrasse la partie postérieure de la tête. Elles viennent se rejoindre au
dessus de l'oreille de chaque côté, et sont fixées
solidement l'une à l'autre en ce point par des
épingles de nourrice. A 20 ou 30 centimètres
de ce point d'intersection les extrémités flot-

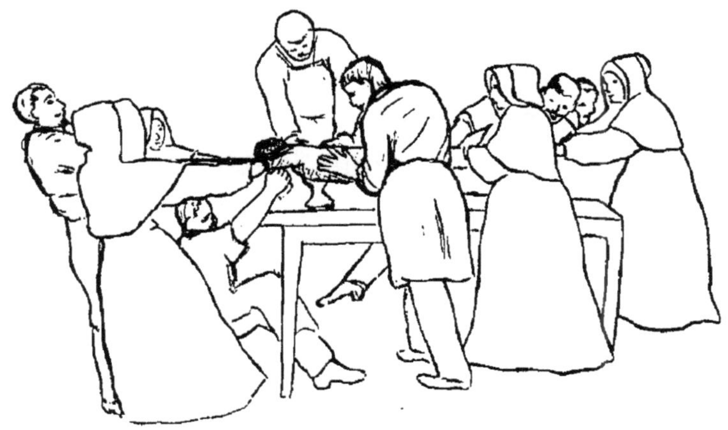

Fig. 48. — Réduction forcée des scolioses. (Procédé de Calot.)

tantes des bandes sont saisies par les mains
d'un aide vigoureux. Il est encore plus com-
mode de nouer ces extrémités l'une à l'autre de
chaque côté, et de loger les deux nœuds dans
les rainures latérales d'une tringle transversale, par exemple dans les crochets de la pièce
métallique transversale de l'appareil à suspension de Sayre. L'aide saisira cette barre à

pleines mains pour faire l'extension du rachis...
Le premier temps du redressement consiste
dans l'extension forcée de celui-ci. Cette extension est faite par huit aides vigoureux, dont
quatre sont placés à chaque extrémité du tronc.
Du côté de la tête, un aide vigoureux et exercé
se place au milieu pour faire l'extension directe
de la tête, en saisissant à pleines mains la barre
transversale qui relie les extrémités du petit
bandage décrit précédemment. Deux autres aides
tirent sur les bras afin que la tête n'ait pas à
supporter la totalité de l'effort produit par les
quatre personnes qui tirent sur l'extrémité inférieure du rachis. Les aides arrivent, en pro-
cédant méthodiquement et progressivement, à
déployer le maximum de leurs forces, d'ordinaire
100 à 115 kilos. Dès que je m'aperçois qu'on
n'obtient plus aucune correction par une traction
de cette puissance, je passe au temps suivant.
Dans ce temps, la pression directe exercée sur la
difformité est associée à l'extension forcée du
rachis ; celle-ci est exercée par 6 aides et la pression directe est faite par le chirurgien aidé d'un
7e aide. La correction étant poussée aussi loin
qu'on l'a voulu, il ne reste plus qu'à la maintenir. Le seul moyen, c'est d'enserrer la totalité

du rachis, la tête y comprise, dans un bandage plâtré circulaire. Pendant que se fait l'application de l'appareil, un aide vigoureux maintient par une pression solide l'effacement de la difformité, et les autres aides continuent l'extension forcée du rachis. Pour construire l'appareil plâtré, on commence par appliquer, au niveau de la gibbosité, des tampons d'ouate entrecroisés qui, comprimés par les bandes plâtrées, pénétreront de force, si je puis ainsi dire, comme un véritable coin dans le dos, c'est-à-dire vont continuer dans l'appareil la pression très puissante que faisaient les mains de l'aide au niveau de la gibbosité. Ces tamponnets sont longs de 10 à 15 centimètres et mesurent deux travers de doigt d'épaisseur ; la pression est plus vigoureuse s'ils sont faits avec de la ouate hydrophile. Par dessus ces tampons, et embrassant la totalité du tronc, sont passés des rouleaux d'ouate ordinaire. Il faut avoir soin d'appliquer une couche assez épaisse d'ouate, 2 ou 3 centimètres au moins dans tous les points, pour que la bande plâtrée ne puisse exercer nulle part de pression douloureuse. Les bandes plâtrées sont roulées ensuite par la méthode ordinaire sur cette ouate, et fortement serrées sur la tota-

lité du tronc. Les bandes doivent être trempées
dans l'eau chaude pour que la consolidation de
l'appareil ne demande que quelques minutes,
point capital puisque les aides doivent maintenir
l'extension du rachis et la compression directe
sur la gibbosité pendant tout le temps que demande cette consolidation. Pour construire la
partie cervicale et cranienne de l'appareil, on
peut laisser l'enfant dans cette attitude horizontale, mais il est plus facile de la construire en
suspendant l'enfant la tête en haut dans l'appareil à suspension ordinaire ; il suffit pour cela
d'introduire le crochet de l'appareil à suspension
dans l'anneau de la pièce transversale avec laquelle on tirait la tête précédemment. Mais on
ne peut suspendre l'enfant que lorsque la partie
dorsale et sous-cervicale de l'appareil est bien
consolidée, sans cela l'appareil se déformerait,
et on laisserait se perdre, par conséquent, une
partie de la correction obtenue. Devant la figure
de l'enfant se tient le chloroformisateur, pendant que le chirurgien roule des bandes plâtrées
autour du cou et de la tête, ne laissant à nu
que la face, de la ligne sourcilière au menton ;
monté sur une chaise, un aide surveille le dynamomètre ; je fais tirer les jambes de l'enfant

jusqu'à ce qu'il marque 100 kilogrammes et je fais maintenir la traction à ce chiffre jusqu'à ce que le plâtre soit sec... Lorsque la partie cervicale du bandage est à son tour bien solide, on enlève l'enfant de l'appareil à suspension. Pour cela, il suffit de couper les bandes de toile au-dessus du plâtre ; on peut abandonner dans l'intérieur du bandage (mais il vaut mieux la retirer) la partie de ces bandes embrassée par lui, puis l'on dégage avec un bistouri les joues et le menton de l'enfant pour donner une liberté entière à la mâchoire inférieure. L'on peut dégager également les creux axillaires, et même le front jusqu'à la ligne d'implantation des cheveux. Si l'appareil était trop serré et gênait fâcheusement la respiration, il serait sage de l'ouvrir par une incision médiane antérieure et d'en laisser écarter les bords d'un à deux centimètres, sauf à les maintenir à cette distance par une bande roulée circulairement par-dessus l'appareil. Pour aider à la dilatation du côté déprimé du thorax, je fais pratiquer une fenêtre de 10 à 15 centimètres dans la partie de l'appareil qui répond à cette dépression : j'espère amener ainsi la cage thoracique à se développer dans ce sens où elle ne trouve pas de résistance, tan-

dis qu'elle est, au contraire, fortement comprimée dans le sens opposé ».

Ultérieurement, dans une communication au
Congrès de chirurgie, le docteur Calot ajouta
quelques remarques à cette description. « Actuellement, dit-il, je me sers d'une machine
pour faire et soutenir l'extension. J'en ai deux
à ma disposition, depuis le mois de mai ; l'une
construite par Mathieu sur mes indications,
l'autre par Collin sur les indications de H. de
Rotschild, externe des hôpitaux... ; celle de
Mathieu permet de réaliser mécaniquement la
pression comme l'extension, mais j'aime mieux
faire cette pression avec les mains et ne la faire
que dès que le malade est mis dans l'appareil
à suspension un peu avant que le plâtre ne soit
solide. »

La réduction forcée en un temps sous chloroforme, a été, en dehors des deux chirurgiens
précédents, encore employée à leur exemple, et
avec quelques modifications d'instrumentation
ou de technique, par un certain nombre d'autres.

a) *Nové-Josserand* a suivi presque intégrale-
ment la technique de Calot. « Les différents temps
de la technique que je suis sont, dit-il, les suivants : 1° Préparation du malade. 2° Anesthésie à

l'éther et redressement forcé. 3o Suspension verticale et application du bandage plâtré. — La
préparation du malade consiste dans la confection de la mentonnière et des attelles du corset.
La mentonnière est faite avec une bande de toile
solide dont un chef passe sous la nuque et l'autre sous le menton : ce dernier est doublé par
une couche de coton ; les deux chefs se réu-
nissent à la région temporale et s'élèvent avec
une longueur suffisante pour permettre la suspension ; il faut les adapter de telle sorte que la
tête soit dans une extension assez forte : de la
sorte, la nuque, étant plus saillante, fournit un
meilleur point d'appui pour le support cépha-
lique. L'enfant étant endormi est mis au bord
de la table de façon que la tête dépasse, et couché sur le ventre. On peut exercer des tractions
sur la mentonnière et tirer en même temps sur
les bras relevés pendant qu'on fait la contre-extension sur les jambes. On obtient par ce procédé
de tractions une diminution importante de la
gibbosité. Une autre manœuvre paraît encore
plus efficace. L'enfant étant dans la même position, le chirurgien placé à sa droite glisse son
bras droit sur la face antérieure du thorax (dans
l'hypothèse d'une scoliose à gibbosité dorsale

d roite) tandis qu'avec son avant-bras gauche, il appuie directement sur la gibbosité ; il fait alors le mouvement suivant : tandis que le bras gauche immobilise le thorax en pressant sur la gibbosité, le bras droit soulève en haut la partie supérieure du thorax en le portant un peu vers l'opérateur, c'est-à-dire à droite ; cette manœuvre répétée trois ou quatre fois avec une force aussi grande que possible amène dans les cas que nous avons vus la disparition presque complète de gibbosités assez considérables. On sent quelquefois de petits craquements analogues à ceux qu'on perçoit dans le redressement des gibbosités pottiques. L'enfant toujours endormi est redressé avec précaution et suspendu à l'appareil de Sayre. On fait alors un grand appareil plâtré... L'enfant est habillé avec une mince couche de coton hydrophile. On a soin de garnir un peu plus fortement les crêtes iliaques ; puis, avec des bandes plâtrées, on recouvre toute la surface du tronc, du bassin, du cou et de la tête, en laissant seulement en avant l'espace nécessaire aux yeux, au nez et à la bouche. Lorsqu'une première couche de bande plâtrée est ainsi placée, on applique une série d'attelles plâtrées comprenant six à huit doubles de tarla-

tane et présentant la première la forme de larges
bretelles, avec, pour la partie dorsale, un seul
chef qui se divise au niveau des épaules en deux
parties allant se croiser sur la poitrine, après
être passées par dessous chaque épaule. Une seconde pièce se compose d'une large attelle plâtrée
qui prend sur le sommet de la tête et recouvre la
nuque et la partie supérieure du dos ; de sa partie
moyenne se détache de chaque côté un petit
prolongement large de trois à quatre centimètres
qui vient entourer le cou en formant une sorte
de faux col ; on renforce ensuite l'appareil en
garnissant chacune des aisselles avec une petite
attelle semi-lunaire dont la concavité est tournée
en haut, puis on termine en mettant autour du
bassin une large ceinture. Ces pièces étant appliquées, on reprend les bandes plâtrées et on
recouvre de nouveau l'appareil tout entier. Lorsque celui-ci est sec, l'enfant est dépendu et on
s'occupe alors de refaire la région mentonnière
qui, toujours trop serrée sur l'appareil primitif,
ne tarderait pas à déterminer des eschares. On
la coupe donc dans sa totalité, on couvre la
peau avec un coussinet fait de deux doubles de
lint entre lesquels on met un peu de coton ; on
recouvre le tout avec une attelle plâtrée en forme

de fronde que l'on raccorde avec le reste de l'appareil. Quand tout est bien sec, on enlève toute la partie de l'appareil qui recouvre la tête, en ne laissant persister que l'étendue nécessaire pour prendre un solide point d'appui dans la région sous maxillaire et au niveau de la nuque.

On laisse l'enfant marcher avec cet appareil au bout de trois à quatre jours. Le plâtre reste en place trois mois ; au bout de ce temps, on l'enlève, on fait une gymnastique intensive et du massage, et, s'il y a lieu, un nouvel appareil plâtré ».

b) *Bilhaut*, d'après les indications qu'il a données au Congrès de chirurgie de 1897, agit à peu près de même. « Dans les cas de scoliose confirmée avec déformation costale, dit-il, je soumets le patient, pendant une quinzaine de jours, une fois par jour, aux exercices de gymnastique appelés à déterminer un certain degré d'assouplissement. C'est alors que je fais administrer le chloroforme, et, m'aidant d'un appareil de traction à force graduée, allonge le rachis en fixant, d'une part la tête au moyen de la fronde de Glisson et, d'autre part les genoux à l'aide de lacs qui s'attachent à la traverse mobile d'un pas de vis. Peu à peu, les courbures latérales s'effacent, la déformation thoracique s'apprécie. Le patient est placé horizontalement la face et l'abdomen en dessous. Pour les grosses gibbosités, j'utilise l'appareil de Mathieu, dont le mécanisme très ingénieux permet de produire l'allongement par une traction active qui se répartit également du côté de la tête et du côté des membres inférieurs ; de plus, cet appareil permet d'exercer sur la gibbosité dorsale latérale une pression énergique, à l'aide d'une vis se terminant par une pelote capitonnée. Au fur et à mesure que la pression s'exerce sur la gibbosité, on voit le dynamomètre enregistrer une diminution de traction. Ces manœuvres devront se faire lentement, régulièrement, et la force de traction rester proportionnée à la résistance du sujet, à l'âge et à l'importance de la gibbosité. Une traction de 45 à 50 kilos suffit chez les jeunes enfants ; chez les adolescents très deviés, je n'ai jamais dépassé 90 kilos. La réduction obtenue, on supprime la pression latérale... Le corset s'applique directement sur la peau. Il doit être fait assez rapidement, à cause du chloroforme. Aussi ai-je modifié à ce sujet ma manière de faire primitive, qui consistait à entourer le thorax d'un certain

nombre de bandes de tarlatane frottées de plâtre.
Je taille tout simplement dans une pièce de tarlatane pliée en huit épaisseurs un morceau suffisamment large et haut pour former une valve
dorsale. Un autre morceau servira à faire la
valve antérieure. Un aide les immerge dans le
plâtre convenablement gâché, et surtout pas trop
épais. Je place la valve dorsale la première, et
la fais adhérer partout sans plis, l'appliquant
exactement au moyen de quelques tours de circulaires pour lesquels je donne la préférence à
la tarlatane sans apprêt. J'applique alors la valve
antérieure, et je facilite son adhérence avec celle
du dos, en entourant le thorax et l'abdomen de
nouveaux circulaires pour lesquels j'utilise la
tarlatane frottée de plâtre et immergée dans
l'eau salée. De cette manière, j'évite les plis que
le malade ne pourrait supporter après la dessication du corset. Les rectifications du corset
une fois faites, on soumettra le scoliotique au
repos dans le décubitus dorsal pendant les premières semaines. Au bout de deux mois environ,
on renouvellera l'appareil, tant pour donner des
soins de propreté que pour gagner une nouvelle
correction. Les appareils ultérieurs de contention ne nécessitant qu'une traction beaucoup

moindre, on les appliquera en utilisant ce que
la suspension de Sayre peut donner ; et seulement en cas de résultat insuffisant on deman-
derait aux appareils à traction le complément
de réduction nécessaire. Le traitement sera de

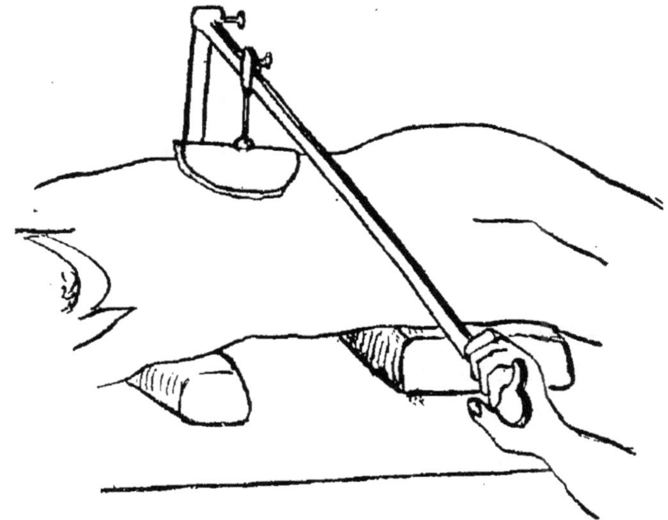

Fig. 49. — Levier de Redard pour la réduction des scolioses.

longue durée. Enfin on complétera la cure par
les exercices gymnastiques et le massage. »

c) *Redard* pense également que la technique
du redressement forcé des scolioses doit comprendre plusieurs temps. Il faut mobiliser le rachis par des exercices préparatoires, soit par des
manipulations ou des exercices orthopédiques,

soit, s'ils se montrent insuffisants, par l'emploi d'un appareil spécial, produisant sur le point le plus saillant de la déviation, des pressions très énergiques à l'aide d'une bande de caoutchouc. Cet appareil doit être placé, le sujet reposant sur une table dans la position horizontale. Quant à la réduction forcée, pratiquée sur le rachis assoupli, elle s'obtient, le sujet étant anesthésié, au moyen d'une extension manuelle puissante du rachis et au moyen de fortes pressions, pratiquées soit à l'aide des mains, soit avec le levier qui permet de disposer d'une force considérable tout en restant mesurée sans brusquerie, et longtemps soutenue ».

Plus'eurs séances de réduction forcée sont, d'après Redard, nécessaires ; elle doivent se pratiquer à des intervalles de 3 à 4 mois.

d) Levassort, enfin, a proposé d'appliquer à la réduction des scolioses son procédé de suspension tête en bas. « La botte plâtrée habituelle devrait alors remonter jusqu'au dessus du genou de manière à avoir un point d'appui plus rapproché du tronc, et à ne pas fatiguer sans profit les articulations des genoux... quant à l'effort nécessaire pour obtenir la réduction, on pourra le produire et le maintenir en fixant au sol un anneau ou une poulie de réserve sur laquelle passera une corde qui sera reliée à la fronde prenant la nuque et le menton ». Nous ne savons si Levassort a appliqué son procédé à ces cas ; il nous semble y avoir moins d'importance que dans le traitement des gibbosités pottiques.

On le voit, les auteurs qui, après Delore et Calot, ont tenté la méthode de la réduction forcée en un temps sous chloroforme ont, sauf Nové-Josserand, apporté à cette méthode des correctifs qui placent en réalité leurs techniques à mi-chemin entre la technique primitive de la réduction forcée, et les techniques que nous allons maintenant étudier.

Ajoutons que les procédés et variétés de la réduction forcée en un temps sous-chloroforme n'utilisent tous comme force réductrice que l'extension et les pressions, sans s'adresser à l'élément torsion de la difformité scoliotique.

II° *La réduction progressive en plusieurs temps sans chloroforme*, différant de la réduction forcée par la graduation méthodique des manœuvres réductrices et par le non emploi d'anesthésiques, a suscité quatre procédés : le procédé de Forgue, celui de Lorenz, celui de Hoffa et mon procédé personnel.

Le procédé de Forgue n'utilise, comme force réductrice, que les tractions, ceux de Lorenz, de Hoffa et mon procédé personnel utilisent ainsi qu'on le verra par leur description, outre les tractions et les pressions, la détorsion pratiquée aussi énergiquement que possible.

a) Voici, tout d'abord, d'après Massol, *le procédé de Forgue.*

« Pour arriver à la mobilisation de la colonne vertébrale, M. Forgue emploie les manœuvres suivantes :

Première manœuvre. — L'opérateur est assis et l'enfant, placé entre ses genoux, lui tourne le dos. L'opérateur saisit le bassin de l'enfant entre ses genoux, le serre et l'immobilise. Le bras gauche est placé en travers sur la poitrine, et la main va saisir l'épaule droite pour la maintenir. La main droite fermée appuie sur la gibbosité costale par la face dorsale des premières phalanges. Le bassin de l'enfant est immobilisé, ses épaules le sont aussi ; il ne peut ni fuir ni se tordre. La main droite du chirurgien refoule fortement la gibbosité, sa main gauche fait contre appui. Cette manœuvre est dirigée à la fois contre la déviation et la torsion. La pression exercée par le chirurgien est dirigée d'arrière en avant et de dehors en dedans. Les côtes sont repoussées en avant et transmettent la pression aux vertèbres , en même temps que la colonne formée par les corps vertébraux se redresse ; la série des apophyses se redresse aussi, et reprend sa position normale par rapport aux corps vertébraux.

2e manœuvre. — On peut remplacer le poing par le genou. Le chirurgien, assis, prend l'enfant et le place de telle sorte que la gibbosité costale postérieure soit appuyée contre ses genoux, et, de ses deux bras, il entoure le thorax. La pression exercée par ce procédé est considérable. Mais jamais le chirurgien n'emploie toute sa force, retenu qu'il est par la crainte de produire des lésions des organes thoraciques. Le thorax de l'enfant est merveilleusement souple, et jamais nous n'avons noté d'accident après cette manœuvre pratiquée avec une très grande force.

3e manœuvre. — L'enfant est placé debout entre les genoux du chirurgien et lui tourne le dos. Le chirurgien renverse l'enfant latéralement, de telle façon que la gibbosité costale vienne s'appuyer sur sa cuisse. Il place une main sur le bassin et l'autre sur l'épaule, et il presse fortement. C'est là une manœuvre excellente et très bien supportée. En même temps qu'on exerce une forte pression sur la convexité de l'arc, on exerce une pression très forte sur les deux extrémités du même arc. Ces deux pressions, exercées par la cuisse du chirurgien et ses deux mains tendent au même but : redresser la courbure. On peut se servir, comme point d'appui, d'un bras de fauteuil convenablement rembourré: l'opérateur, debout, a plus de force. Il faut toujours être prudent quand on pratique ces manœuvres et ne les exécuter qu'après avoir soumis l'enfant à des manœuvres moins puissantes, comme la première, par exemple.

4ᵉ manœuvre. — Si l'enfant est jeune et d'un faible poids, on peut pratiquer la suspension latérale. On place la main droite sur la gibbosité costale postérieure, avec l'autre main on saisit le bras de l'enfant très près de l'épaule et on soulève doucement. La main droite pèse sur la convexité, le poids du corps tire sur une des extrémités de l'arc, et le chirurgien maintient l'autre extrémité.

Voilà le premier temps de la méthode, celui

que M. le professeur Forgue appelle le temps de l'assouplissement vertébral.

Mais quand une fois on a assoupli la colonne vertébrale, quand le redressement complet est devenu possible, facile même, il est de toute nécessité de maintenir la colonne vertébrale dans la rectitude.

M. Forgue pense que le corset plâtré de Sayre est le seul appareil qui puisse maintenir la correction. Il l'applique le malade se suspendant lui-même. Lorsque le plâtre est sec, il fend l'appareil avec un couteau pointu, en avant, dans toute sa longueur, puis l'enlève, le sujet étant toujours suspendu, et fait sécher l'appareil au feu. Le lendemain il recommence la suspension, place le corset et l'échancre sous les aisselles et aux cuisses, jusqu'à ce qu'il ne détermine plus de gêne. Tous les jours il l'enlève pendant les exercices et le replace pendant la suspension... En outre, M. Forgue, au niveau de la bosse costale, pratique une fenêtre au corset, et, au moyen de tampons d'ouate appliqués fortement et maintenus par la pression d'une bande de caoutchouc, comprime la gibbosité. La pression latérale, ainsi pratiquée, aide au redressement et peut être très énergique ».

b) Le procédé de Lorenz utilise, contrairement au précédent, comme forces réductrices principales, des forces de détorsion.

Ces forces sont produites à l'aide de bandes spirales.

« Le patient est légèrement suspendu par le cou dans un trapèze et se soutient avec ses deux mains, la gauche placée un peu plus haut, à deux poignées pendant à la barre transversale. Les divers éléments de l'appareil suspenseur sont adaptés un peu à gauche du milieu de la barre, de manière qu'avec son aide, le haut du corps puisse être déplacé latéralement par rapport au bassin. Celui-ci est fixé par une ceinture rembourrée mobile verticalement, et sa moitié gauche légèrement repoussée en arrière par un coussin dur. Une bande élastique extrêmement solide, de la largeur de la main, et terminée de chaque côté par des boucles, est alors placée de manière à partir du pied du montant droit de l'appareil, à passer sur la symphise, aboutir en *e* à la partie gauche de la taille, remonter diagonalement sur le dos jusqu'à la partie proéminente du thorax *f*, pour l'entourer, et toujours ascendante trouver à gauche son point fixe terminal en *g*. Pour pouvoir varier celui-ci selon les besoins, un carré de fer, mobile verticalement, est fixé aux montants, et ses grands côtés supportent une

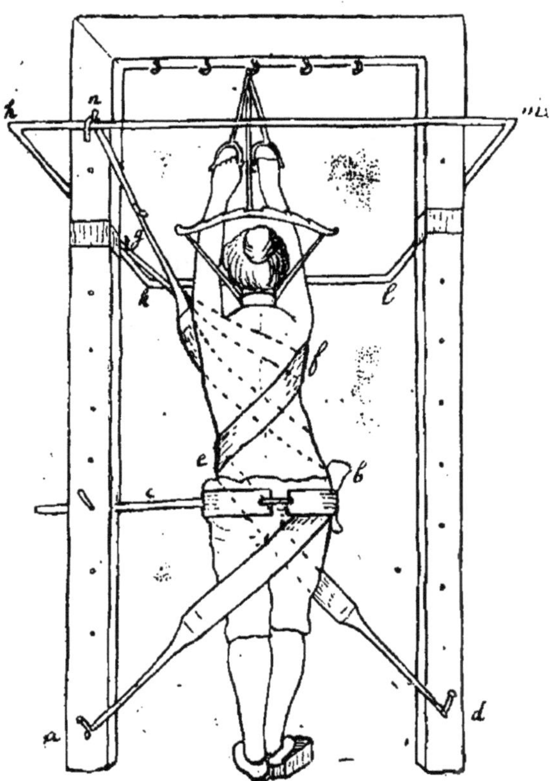

FIG. 50. — Appareil à sangles de Lorenz, pour la réduction des scolioses.

douille mobile dans le bouton de laquelle peut se passer l'anneau situé à l'extrémité de chaque sangle.

D'ordinaire, cette disposition suffit pour un redressement suffisant : la sangle spirale refoule en avant et à gauche la gibbosité costale droite et repousse en arrière, quoique indirectement, la moitié gauche déprimée.

Pour obtenir un redressement plus énergique, la moitié gauche du thorax peut être directement refoulée en arrière à l'aide d'une seconde bande. Cette bande croise la direction de la première. Elle part du pied du montant gauche, *a*, pour passer sur les fesses du sujet, gagner le côté droit de son bassin, et de là, remonter en avant jusqu'à la partie antérieure de la moitié gauche du thorax ou elle exerce une action énergique sur la gibbosité costale antérieure, la refoule en arrière et enfin va se terminer à la partie postérieure de la moitié gauche du cadre horizontal.

Les bandes spirales n'empêchent en rien l'application d'un corset plâtré bien hermétique, car elles s'appliquent partout au corps. Ce corset, est, au bout de quelques minutes, en même temps que le tricot appliqué sur le corps et les bandes spirales, enlevé après section sur la ligne médiane. Le négatif ainsi obtenu est, après ablation du tricot et des bandes spirales restées collées à sa face interne, utilisé pour la fabrication d'un moule.

Si l'on veut utiliser le modèle obtenu directement comme corset, les bandes spirales doivent être placées entre deux couches de tricot.

On peut encore fabriquer un corset inamovible de détorsion d'une manière très analogue à la précédente. Dans ce but, les bandes sont fabriquées extemporanément avec des bandes de tissu élastique auxquelles on fixe, à la place d'anneau de la bande de calicot qui sert à fixer la bande élastique au lit de fer. Ces bandes sont placées sur le tricot et resteront dans l'appareil qui est « à bandes perdues ». Tricot et bandes doivent alors être appliquées sans le moindre pli, le sacrum, les épines iliaques et les apophyses soigneusement rembourrées et la couche interne du corset fabriquée avec la plus grande attention. Tout cela est indispensable pour éviter des douleurs par compression. On attend que l'appareil soit complètement sec, avant de dépendre le sujet et de le coucher horizontalement. Enfin les bords de l'appareil sont soigneusement ébarbés et les extrémités des bandes élastiques rabattues et fixées l'une à l'autre sur le corset.

Il est à peine besoin de faire remarquer combien ce corset inamovible, de détorsion est susceptible de modeler le scoliotique et de le fixer en position réduite.

Les modifications de l'application des bandes spirales dans les formes de la scoliose différentes de l'ordinaire se comprennent d'elles-mêmes. S'agit-il, par exemple d'une scoliose lombaire primitive à convexité gauche, le pied gauche étant soulevé par une planchette de 2 à 3 centimètres pour mettre au même niveau les deux parties du bassin, la bande sera placée de manière à commencer sur le montant droit de l'appareil, viendra d'avant en arrière enrouler la partie inférieure gauche du tronc, puis continuera de manière à repousser directement en avant la partie droite du thorax proéminente en arrière. Nous n'insistons pas sur les autres modifications possibles ».

c) *Le procédé de Hoffa* est, comme le précédent, un procédé de détorsion, mais qui agit à l'aide de plaques.

« Je me sers, dit l'auteur, d'un appareil à suspension composé d'un trapèze de bois auquel se fixent en haut et en bas deux cadres de fer en croix l'un sur l'autre et susceptibles d'être fixés, à l'aide d'une cheville, dans la position qu'on veut ; le trapèze supporte encore une traverse déplaçable en haut et en bas, sur laquelle le bassin du sujet se fixe à l'aide d'une sangle.

« La détorsion s'obtient, dans cet appareil, de la manière suivante. Le sujet est suspendu à l'aide de la mentonnière de Glisson, jusqu'à ce que les pieds n'appuient plus au sol que par leur pointe. Le bassin est alors fixé sur la traverse à l'aide d'une sangle, de manière à ce que les deux os iliaques soient libres jusqu'aux trochanters. On doit aussi veiller à ce que la fixation du bassin se fasse le plus possible vers la droite, ce qui permet de corriger facilement l'inflexion du tronc, lorsque, dans les manipulations du tronc que nous allons maintenant indiquer, on porte le plus possible la partie supérieure du corps à gauche, en l'enroulant si l'on peut ainsi dire. Nous savons en effet que dans la scoliose le haut du corps n'est plus en rectitude sur le bassin, mais dévié de manière que la moitié droite du tronc se trouve portée en arrière, et la moitié gauche en avant. Pour corriger la difformité, on doit donc porter le corps en sens inverse, c'est-à-dire par sa moitié droite en avant, par sa moitié gauche en arrière. Dans ce but, je fais placer la main gauche du sujet en haut de l'un des deux cadres de fer, qui sont encore dans leur position de repos, et la main droite en bas de l'autre montant de ce cadre, puis je fais tourner ce cadre de droite à

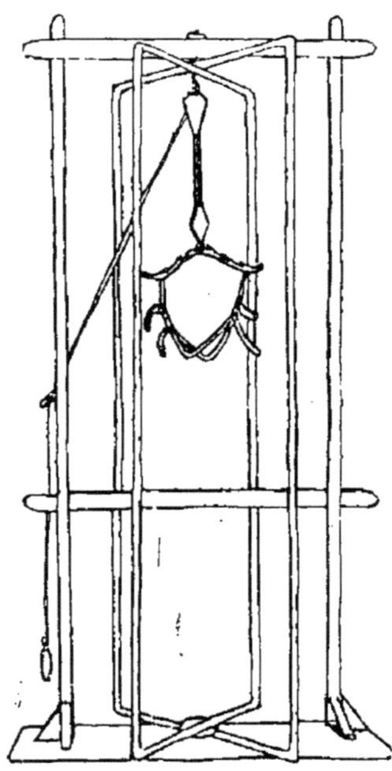

FIG. 51. — Appareil à plaques de Hoffa, pour la réduction des scolioses.

gauche de manière que la moitié gauche du corps se trouve portée en arrière et la moitié droite en avant. On peut arriver à mettre ainsi la ligne des épaules à angle droit par rapport à la ligne transversale du bassin. Mais une détorsion aussi considérable est inutile. Je me contente au début d'un degré de détorsion beaucoup moindre. La détorsion de la partie supérieure du corps ainsi obtenue, je l'attire vers la gauche au moyen d'un lien élastique, tandis qu'une plaque recouverte de cuir exerce une pression énergique sur la saillie costale du côté droit. C'est à ce temps des manipulations qu'intervient le second cadre, en ce que le lien élastique l'entoure si bien que sa pression ne peut porter sur aucun autre point du thorax que sur la saillie costale ; les deux cadres, qui étaient primitivement en croix l'un sur l'autre sont, dans ce but, fixés dans la même position réciproque.

Toutes ces manipulations ne demandent que quelques minutes.

Je fabrique alors, dans la position décrite, un corset plâtré montant jusqu'aux épaules où se trouve englobée la pelote, puis, lorsqu'il est bien sec, je le fends sur la ligne médiane, l'enlève du corps, le referme avec une bande plâtrée et en prends le moule intérieur avec du plâtre : ce modèle du thorax détordu servira pour confectionner un corset de bois où de plâtre, aussi mince que possible et amovible.

Comme un corset ainsi construit a pour caractéristique particulière de lutter contre la torsion du squelette scoliotique, je le désigne du nom de corset de détorsion. Placé sur le sujet, il le fixe dans cette position cherchée. Mais celui-ci a nécessairement tendance à reprendre son ancienne attitude scoliotique. Cette tendance a du reste, plutôt, un effet favorable, car il en résulte que le corset n'exerce plus seulement une pression élastique durable sur la gibbosité costale postérieure, mais encore que, par la propension du côté gauche à se porter en avant, les extrémités costales de ce côté sont reportées en avant : d'où résulte une diminution du diamètre thoracique diagonal agrandi. Le diamètre perpendiculaire ou diminué a, au contraire, toute latitude pour se dilater, puisqu'il existe dans ce sens, entre le corset et le dos du patient, un large espace libre. La détorsion se constate très bien sur le corset lui-même, car en le coupant juste sur la ligne médiane, on le voit sur le champ prendre une direction spirale.

Les patients doivent nécessairement s'habituer à l'attitude nouvelle causée par le corset ; elle ne provoque ni douleurs, ni gêne de la respiration, celle-ci ne se produisant que si l'on fait de l'hyperdétorsion. Or, celle-ci n'est pas indispensable. Avec de la violence, l'on n'obtient rien dans la scoliose ; ce qu'il y faut, c'est de la persévérance pour approcher de plus en plus, mois par mois, du but cherché.

Le corset de détorsion ne doit pas être placé dès le début du traitement du scoliotique ; on doit d'abord s'efforcer d'obtenir une détorsion suffisante du rachis, ce qu'on obtient par sa mobilisation progressive.

Je préfère même pousser cette mobilisation assez loin pour que le malade puisse de lui-même corriger sa difformité. Il est alors plâtré en attitude desco-liosée. Le sujet doit prendre, placé dans l'appareil de détorsion, l'attitude inverse de son attitude pathologique. Il pose le pied droit à environ un pied en dehors et un pied en avant de l'autre. Si alors il fléchit le genou droit, le bassin s'incline nécessairement du côté droit et la colonne lombaire, de patho-logiquement con-

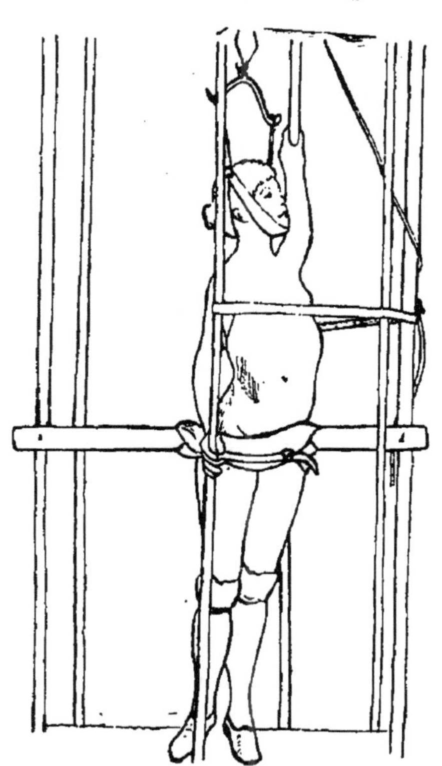

Fig. 52. — Appareil à plaques de Hoffa, avec sujet en position.

vexe à gauche qu'elle était, devient convexe à droite. Comme, par suite du port du pied en avant, l'articulation de la hanche se trouve également fléchie, il se produit en même temps une lordose lombaire, à laquelle on doit s'opposer avec l'énergie nécessaire. Au moyen d'une sangle facile à placer sur le cadre de détorsion on peut aisément résister à l'inclinaison du bassin en avant. La fixation du bassin dans une fourche me paraît peu pratique, car cette fourche gêne pour l'application du corset. Les mains d'un aide sont préférables ; elles suffisent pour empêcher le côté droit du bassin de se porter en avant. L'enfant place alors sa main sur sa tête, réduit autant que possible sa déviation dorsale et est fixé dans cette attitude par une seconde sangle qui, en évitant toute pression sur les parties latérales du thorax attire le tronc vers la gauche et le maintient en même temps en détorsion.

Dans cette position, l'on place un corset plâtré qui descend des aisselles vers le genou droit en recouvrant tout le tronc, le bassin et la cuisse droite. Ce corset est placé directement sur un tricot et soigneusement modelé au niveau du bassin.

Pour obtenir une position satisfaisante du bassin on peut encore placer sous le pied gauche quelques planches pour l'exhausser,

Je considère le plâtrage de la hanche comme

très important. On pourait croire qu'en faisant
porter à gauche une semelle haute, cela suffi-
rait pour faire incliner le bassin à droite, sans
qu'on ait besoin de plâtrer la cuisse. Cela n'est
pas exact. Le semelle corrigerait l'inclinaison
latérale du bassin, mais non la lordose. Or on
doit soigneusement lutter contre celle-ci, car le
processus scoliotique a déjà tendance à exagérer la lordose physiologique ; aussi je considère
le plâtrage de la cuisse fléchie comme absolument nécessaire.

Je m'abstiens, en fabriquant l'appareil, de
toute extension sur la tête ; elle serait inutile,
car les vertèbres ne diffèrent plus de leur longueur normale, lorsque l'enfant a appris à se
tenir en position autoréduite.

Toutes ces manœuvres sont faciles ; les enfants apprennent très rapidement à se conformer
aux nouvelles conditions statiques nécessitées
par l'appareil et ils finissent par se promener
avec, sans difficulté.

L'appareil doit, suivant la gravité du cas, rester en place de 2 à 4 mois. Je ne conseille pas
de laisser le premier aussi longtemps, mais au
bout de deux semaines de l'enlever, de s'assurer

que la correction est satisfaisante, et au besoin de l'accentuer pour le second corset.

Si l'appareil est resté plus longtemps et qu'on l'enlève, les enfants se maintiennent involontairement en position descoliosée pendant un certain temps, huit ou dix jours : l'on en profite pour leur faire fabriquer un corset de soutien, en étoffe et baleines. »

d) Ma technique personnelle, qui est, comme les précédentes, une méthode de détorsion, comprend également deux étapes : une étape d'assouplissement et une étape d'immobilisation en bonne position.

1º L'étape d'assouplissement utilise une planche spéciale que m'a fabriquée M. Collin et qui permet de pratiquer des pressions et des tractions. Les pressions s'exercent, au niveau du sommet et des extrémités de l'arc scoliotique, à l'aide de plaques à vis mobiles sur des rails parallèles au grand axe de la planche, ce qui leur permet d'être applicables sur les sujets de n'importe quelle grandeur. Deux dispositifs permettent l'un de faire agir les plaques horizontalement au-dessus du niveau de la planche, l'autre de les faire agir obliquement de bas en haut et de dehors en dedans ; ce dernier, agissant plus di-

rectement sur la gibbosité costale, a en outre
l'avantage de
joindre, à la for-
ce de pression,
une force de dé-
torsion dont
l'importance est
parfois considé-
rable. Les trac-
tions suivant
l'axe s'exécutent
à l'aide de sim-
ple bandes de
toile, fixées
d'une part à la
circonférence
occipito - men-
tonnière, d'au-
tre part au bas-
sin ou au-des-
sus des genoux;
ces bandes s'a-
daptent à deux
pas de vis fixés
aux extrémités

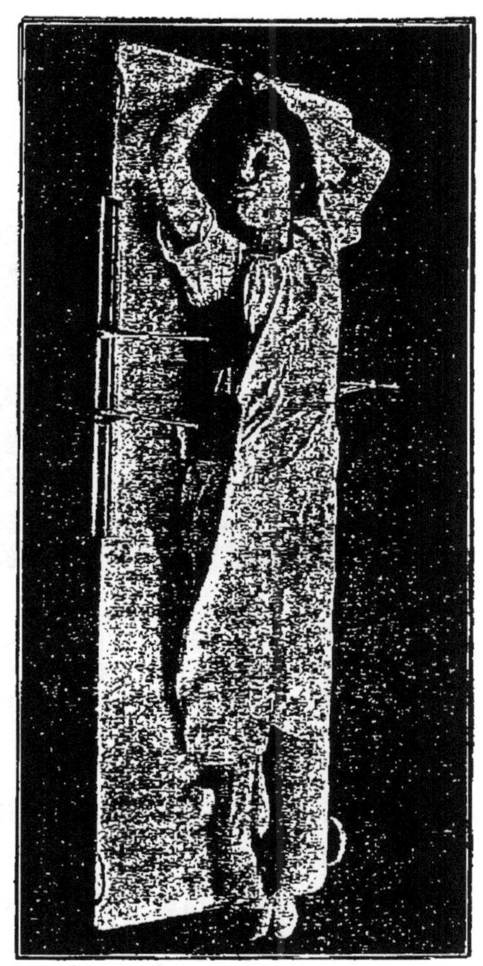

Fig. 53. — Planche de l'auteur pour la
réduction nocturne des scolioses.

de la table et manœuvrés par des cabestans.

Cette étape d'assouplissement comprend deux sortes de séances :

a) Des séances nocturnes utilisant seulement les pressions. D'ordinaire, après avoir déterminé la forme et la position des plaques né-

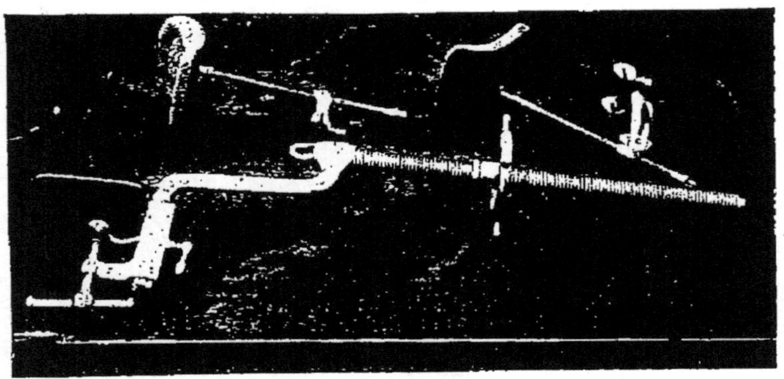

Fɪɢ. 54, 55, 56. — Pièces accessoires de cette planche : *a*) vis horizontale à plaque de pression ; *b*) vis oblique à plaque de pression ; *c*) cabestan ; pour joindre aux pressions des tractions à l'aide d'une poulie, deux cabestans doivent s'adapter à la planche, l'un à la tête l'autre au pied.

cessaires, je fais placer le malade dans l'appareil à tuteurs tous les soirs, deux heures après le repas, jusqu'au lendemain matin : j'ai toujours vu ces séances nocturnes bien supportées, si bien même que les jeunes sujets, habitués au bout de deux ou trois jours à coucher à la dure, ne peuvent plus dormir s'ils sont obligés de reposer passagèrement dans un lit ordinaire.

b) Des séances diurnes utilisant à la fois les pressions et les tractions, et pratiquées par le chirurgien lui-même. Une toutes les vingt-quatre ou quarante-huit heures suffit d'ordinaire. La durée de chacune ne doit pas dépasser un quart d'heure à une demi-heure. La force employée variera nécessairement avec le degré de résistance du sujet, qui ne doit pas souffrir, si les diverses courroies sont bien placées, et si tractions et pressions ne sont établies ou supprimées qu'avec une grande douceur. Chacune de ces séances, entraînant une légère courbature, doit être suivie d'un repos de une heure au moins, dans le décubitus horizontal.

D'ordinaire, les séances nocturnes d'assouplissement suffisent. L'existence normale des malades en traitement n'est, dès lors, pas entravée ; ce sont des adolescents et la possibilité pour eux de vaquer à leurs études où à leurs occupations doit à n'en pas douter, entrer en ligne de compte dans la détermination de la thérapeutique à suivre. Lorsque des séances diurnes sont nécessaires, on peut arriver au même résultat en les pratiquant le soir, deux heures environ après le repas, immédiatement avant le coucher. La séance nocturne consécutive ne s'en fera que dans de meilleures conditions.

L'étape d'assouplissement varie non-seulement, par la sévérité des moyens qu'elle emploie, mais encore par sa durée : il est des sujets chez lesquels les séances d'assouplissement, répétées tous les jours, doivent se prolonger plusieurs semaines ou même plusieurs mois ; il en est d'autres, et c'est la majorité, chez lesquels elles durent au plus une semaine ; il en est enfin chez lesquels on obtient dès les premières ou la première séance, l'assouplissement cherché.

2º La seconde étape, étape d'immobilisation en bonne position, comprend deux temps qui se suivent immédiatement l'un l'autre, un temps de réduction définitive, un temps de fixation.

a) La réduction définitive doit se faire dans la position verticale tête en haut. Les appareils horizontaux ont ici le grave inconvénient de nécessiter des tractions beaucoup plus énergiques, les manœuvres faites n'étant point aidées par le poids du corps. On doit donc sur ce point en rester à la pratique de Sayre, en substituant à son appareil, qui donne l'extension seule, un appareil qui y ajoute l'emploi des pressions et de la détorsion.

Celui que j'ai fait construire à cet usage par M. Chazal et que je désigne du nom d'*Appareil vertical de détorsion à plaques*, se compose d'un solide trapèze, soit en bois à pieds massifs pour les appareils fixes, soit

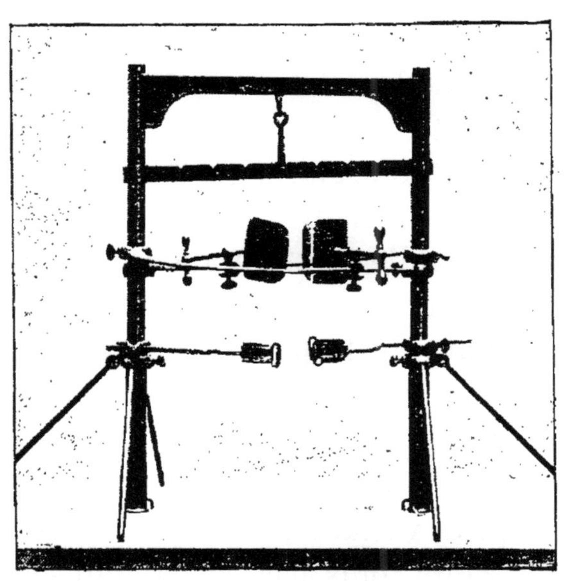

Fig. 57. — Appareil vertical de détorsion à plaques, de l'auteur.

en tube d'acier pour les appareils transportables. Ce trapèze supporte en haut, à l'aide d'un crochet et d'une poulie, un solide bâti en fer, formé : *a)* d'une branche transversale dont les extrémités sont munies d'un demi-anneau glissant le long des montants latéraux et qui porte sur son

rebord supérieur une série de dépressions disposées deux par deux à droite et à gauche de la
ligne médiane ; *b*) d'une branche antérieure, fixée
à la précédente en son milieu, et se dirigeant
en avant, sur une longueur de 25 centimètres ;
cette branche est recouverte d'une couche épaisse
de molleton ; *b)* d'une branche verticale, partant
du point de croisement des deux précédentes et
terminée en haut par un crochet à laquelle se
fixe la poulie ; cette branche, longue de 20 centimètres est également rembourrée. Le long des
montants du trapèze se fixent en outre deux
demi-cercles en cuivre, sur chacun desquels
on adapte, au point ou l'on veut, la tige d'une
plaque de pression dirigée dès lors, avec une
obliquité variable, vers l'axe vertical de l'appareil. Enfin, plus bas, s'adaptent encore, l'un au
montant droit, l'autre au montant gauche, à
l'aide de tiges, deux demi-anneaux d'emboîtement transversaux.

Pour pratiquer la réduction du rachis préalablement assoupli à l'aide de cet appareil, on met
au sujet des bottes plâtrées. On le suspend à la
branche transversale du bâti à l'aide de la mentonnière de Sayre ou d'une mentonnière exécutée
extemporairement à l'aide de deux bandes soli-

des. On met des sangles aux bottes plâtrées et à
ces sangles on ajoute des poids, de 10 à 20 kilos,
jusqu'à ce qu'on obtienne la rectitude de la ligne
apophysaire. Alors, on fixe le bassin à l'aide des

demi-anneaux
d'emboîtement
transversaux,
qui sont placés
au-dessous des
épines iliaques.
Ceci fait, on fait
placer les mem-
bres supérieurs
du sujet : la main
correspondant
au côté convexe
du thorax va
chercher la
branche anté-
rieure rembour-
rée du bâti et la
serre, la paume
en dehors, à une

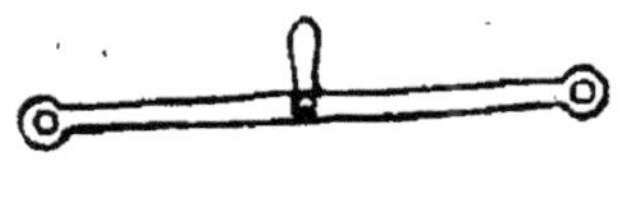

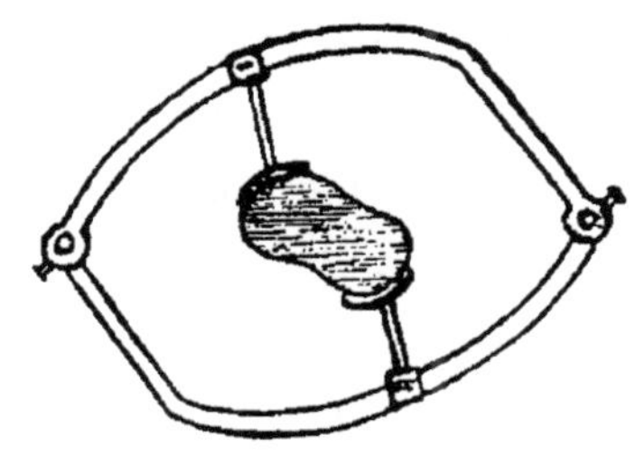

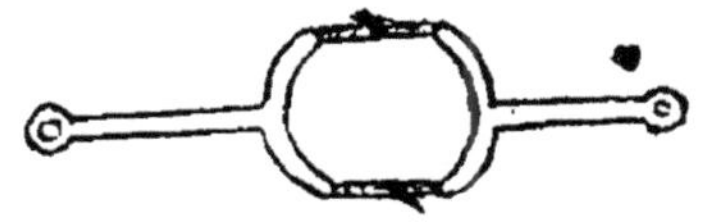

Fig. 58, 59, 60. — Détails de cet appareil
sur des coupes horizontales : a) pièce de
suspension ; b) arcs de cercle pour les
plaques de pression porte à faux ;
c) pièces pour la fixation du bassin.

distance variable, suivant le cas, de l'axe
du bâti ; la main correspondant au côté concave va se fixer sur la branche verticale,

paume également en dehors, les bras passant en arrière de la branche transversale : la main du côté concave se trouve ainsi supérieure et postérieure à la main du côté convexe. Il ne reste plus qu'à adapter, sur l'arc de cercle postérieur, la plaque qui refoule en porte-à-faux le sommet de la gibbosité costale, et sur l'arc de cercle antérieur une seconde plaque destinée à exercer, également en porte-à-faux, la contre-pression nécessaire.

On le voit, les tractions sont assurées par la suspension et par le poids ; les pressions et la détorsion, par l'attitude des bras et les plaques de pression dont l'obliquité d'action est assurée par la fixation du bassin à l'aide des demi-cercles d'emboîtement.

b) La fixation du rachis ainsi réduit commence alors ; elle se pratique, bien entendu, dans la même séance que la réduction ci-dessus décrite et immédiatement après elle : nous ne séparons la description de l'une et de l'autre que pour être plus compréhensible.

A l'avance ont été préparées des bandes de coton hydrophile, très minces, de largeur bien égale sur toute leur longueur ; des plaques de huit doubles de tarlatane taillées pour recouvrir la moitié antérieure et la moitié postérieure du corps ; des bandes de tarlatane très étroites.

Au dernier moment, un aide habitué prépare le plâtre qui doit être plutôt peu épais.

Alors, le chirurgien entoure le corps du sujet d'une couche très mince de coton hydrophile bien appliquée, recouvrant la plaque de pression costale. Un tour de bande de tarlatane sèche maintient cette couche. Les valves sont placées l'une en avant,

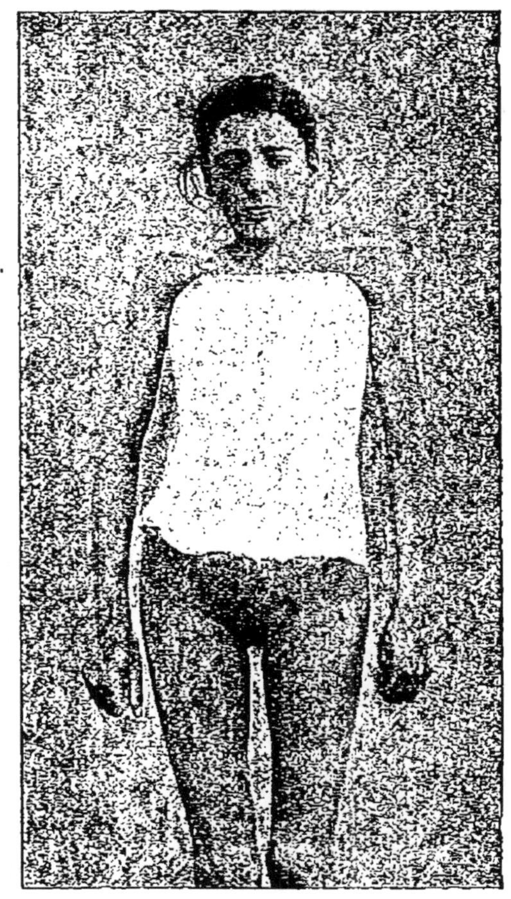

Fig. 61. — Corset plâtré de détorsion à plaques, construit à l'aide de cet appareil.

l'autre en arrière ; elle constituent à elles seules la presque totalité du corset, qui est

complété à l'aide de tours de bande de tarlatane sèche, qu'un aide imprègne à mesure de
plâtre parallèlement à leur longueur. On doit
faire descendre le corset très bas sur les hanches
et remonter très haut sous les aisselles ; on
s'occupera avec une sollicitude toute particulière de sa partie supérieure : je n'hésite pas
à dire qu'il faut que cette partie du corset soit
trop serrée tant que le sujet est suspendu si
l'on veut qu'elle garde, lorsqu'il sera debout,
une étroitesse simplement suffisante pour que
l'appareil joue bien son rôle de contention et
ne soit point visible sous les vêtements. Il
ne faut pas se presser : la réduction étant avec
mon appareil maintenue mécaniquement et
sans à coups, on n'a, ce qui est un avantage
énorme sur les procédés ou la réduction se fait
manuellement, à s'occuper, ni de la fatigue du
patient, ni de celle du chirurgien ; on a tout le
temps de bien faire.

Lorsque la dessication du *corset de détorsion
à plaques* ainsi construit est complète, ce qui
demande une vingtaine de minutes après qu'il
est terminé, on desserre doucement la vis des
plaques renfermées dans le corset, on diminue
progressivement les tractions, d'abord du côté

des pieds, ensuite du côté de la tête ; enfin on étend le malade sur une planche et l'on enlève ses bottes plâtrées.

Au bout d'une heure, on peut faire tenir le sujet debout puis abraser le rebord inférieur du corset et ébarber sous les aisselles ce qui gène la circulation du membre supérieur : on doit être économe de ces suppressions.

Dès le lendemain, le sujet peut vaquer à ses occupations ; sortir, aller en classe, voire

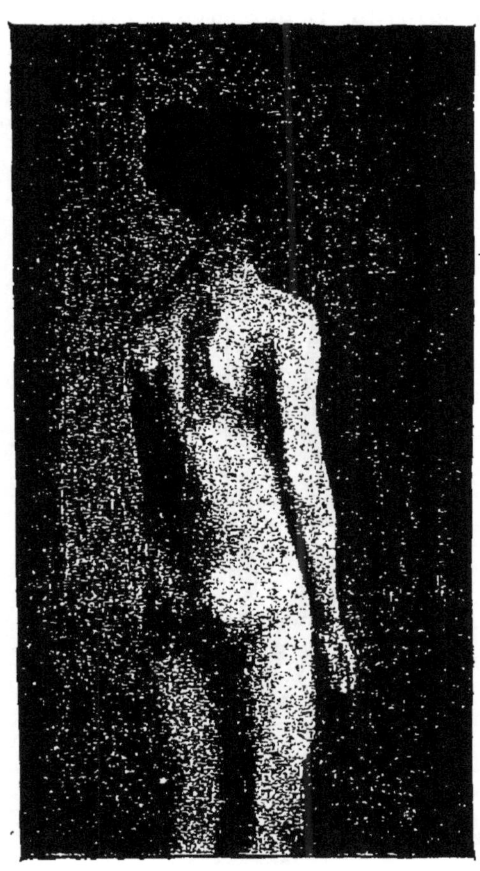

Fig. 62. — État d'une malade guérie, sortant des corsets platrés de détorsion ; la colonne vertébrale est trop droite et trop rigide.

même travailler à l'atelier ; il n'éprouve d'ordi-

naire aucune gêne de son corset, moins disgra-
cieux que ne l'était à elle seule la difformité
préalable. Il est rare qu'on ait à recommander au
malade, pendant la journée, un repos de deux ou trois heures dans le décubitus horizontal.

Je laisse d'ordinaire le premier corset ainsi placé pendant un mois et-demi ; les corsets ultérieurs sont laissés plus longtemps, de 2 à 3 mois chacun. J'ai du reste vu des sujets adipeux dont les

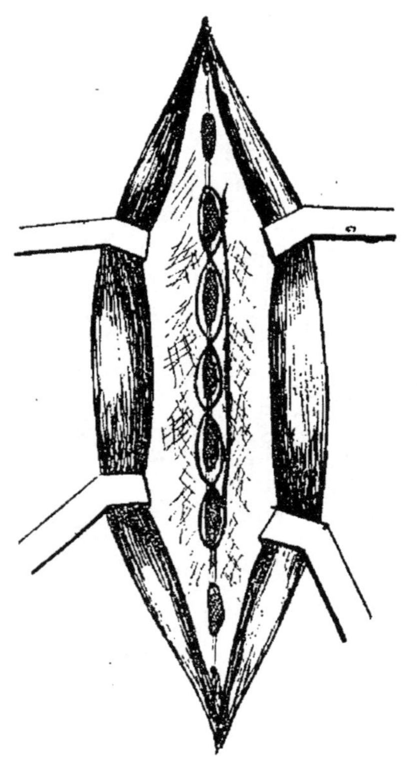

Fig. 63. — Ligatures apophysaires pour scoliose.

tissus se tassent pour ainsi dire très vite sous
le plâtre, si bien qu'il est indispensable de surveiller sans cesse leur appareil et de le remplacer dès qu'il devient moins serré, c'est-à-

dire, le plus souvent, toutes les 4 à 5 semaines.

Le nombre total des corsets nécessaires pour un traitement complet varie de 3 à 8, avec une durée de six mois à deux ans.

J'ajoute qu'il m'est arrivé, dans un cer-- tain nombre de cas que je définirai ulté- rieurement, d'être obligé d'adjoindre à la contention plâtrée, la contention de la colonne vertébrale par *la fixation apophy- saire*. Cette méthode, beaucoup moins fré- quemment indiquée ici que dans les cy- phoses, pottiques ou phoses, pottiques ou

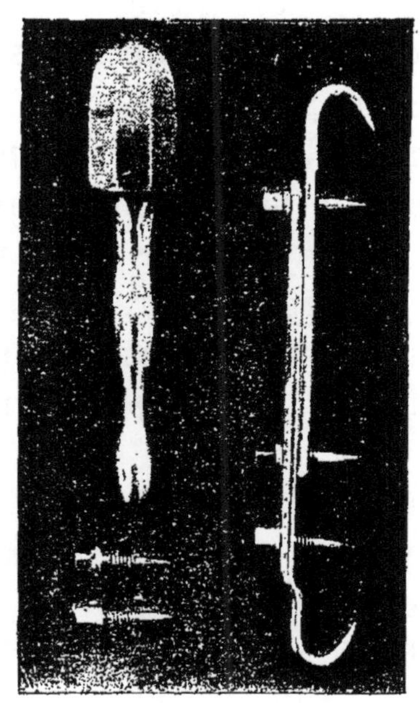

FIG. 64, 65, 66. — Griffe pour la fixation apophysaire de la scoliose ; vis et tournevis de cette griffe.

autres, y est aussi d'une application plus diffi- cile. Elle consiste à fixer dans la rectitude la ligne des apophyses soit à l'aide de fil d'argent enroulé en 8 autour d'elles, soit à l'aide de griffes spéciales, dont on peut faire varier la longueur suivant les cas. Ces agents assurent une contention parfaite ; je n'ai pas besoin de dire qu'ils tiennent s'ils sont bien placés et qu'ils ne suppurent point s'ils sont propres ; quelques chirurgiens m'ont fait à leur propos le reproche étonnant qu'ils devaient fatalement s'éliminer : je me permettrai de leur répondre qu'une objection pareille suppose de leur part l'ignorance des règles de l'asepsie opératoire, et de tout un chapitre aussi intéressant que nouveau de la chirurgie : la prothèse interne sur appareil métallique. Non, le seul reproche qu'on puisse faire à la fixation apophysaire, c'est de nécessiter une opération sanglante : il faut donc ne l'employer que si la contention plâtrée simple ne peut donner le résultat cherché. Elle constitue dans les scolioses un moyen d'exception, mais c'est un moyen d'exception bon à conserver, et qui donne, dans les cas où il est indiqué, des résultats qu'il est seul à pouvoir donner.

Chez les sujets où a été pratiquée la fixation apophysaire, un seul corset plâtré est d'ordinaire nécessaire, deux au plus, avec un traitement total de six mois.

Je dois ajouter que lorsque la conteniton par

le corset plâtré, soit avec plaques, soit avec fixation apophysaire est terminée, le sujet est loin d'avoir clos l'étape orthopédique de son traitement.

Je recommande alors d'ordinaire :

1° Pendant le jour et avec une grande précaution, d'une part des massages vertébraux et quelques exercices de gymnastique générale, surveillés par le chirurgien lui-même, d'autre part, entre ces séances, le port d'un léger corset de soutien, fait en plâtre par le chirurgien lui-même.

2° Pendant la nuit, le repos dans une gouttière plâtrée modelée sur le sujet placé dans le décubitus horizontal et légèrement rembourrée. Je n'insiste pas sur les détails de construction de cette gouttière, analogue à celle de Nebel et de Vulpius ; on suivra donc les conseils de ces auteurs, sans adjoindre bien entendu, à la gouttière construite suivant leurs indications, les tiges d'acier et les bandes réductrices qui n'auraient rien à faire ici, étant donné le rôle purement contenteur que joue l'appareil dans notre méthode de traitement.

Ces deux précautions complémentaires, mas-

12.

sage et légers exercices d'une part, la gouttière plâtrée de l'autre, sont à mon avis, nécessaire pour redonner sans danger une certaine souplesse à la colonne vertébrale abandonnée à elle-même, et, qui doit être, après les étapes actives du traitement, trop droite et trop rigide : on doit, pour aboutir à un résultat tout à fait physiologique, défaire pour ainsi dire en partie ce qu'on a fait.

*
* *

Après avoir étudié les trois grandes méthodes de la thérapeutique osseuse de la scoliose — réduction, contention, réduction suivie de contention — il me reste, pour avoir passé en revue les plus intéressants des procédés qu'elle a suscités, à dire quelques mots des *Résections costales* tentées dans quelques cas de scoliose à gibbosité thoracique considérable par Volkmann, Hoffa et Casse.

La première idée de cette intervention revient à Volkmann, qui en 1889, a fait, à la Société de chirurgie de Berlin, une présentation à son sujet. Il avait pour intention de supprimer dans certains cas graves de scoliose la gibbosité costale. Cette intervention a été faite par lui deux fois. La première fois, il réséqua l'extrémité périphérique des côtes inférieures, puis, une partie des deux sus-jacentes dans la région correspondant à la gibbosité. La deuxième fois il réséqua une portion étendue des sept dernières côtes dans leur continuité. Les deux fois, le traitement fut complété par l'application d'un corset de Sayre pendant le jour, et, pendant la nuit, par la distention du côté réséqué à l'aide de tractions sur la jambe et le bras correspondant. Dans les deux cas, le résultat esthétique fut très satisfaisant.

Hoffa, en 1895, a traité, par une intervention analogue. un cas de scoliose chez un garçon de 10 ans avec déviation vertébrale à gauche, et saillie considérable de la partie gauche du thorax. La difformité, presque complètement ankylosée, était restée réfractaire à la gymnastique, puis à la mobilisation suivie de contention à l'aide d'un corset plâtré. Le 11 octobre 1895, Hoffa pratiqua l'intervention suivante, sous chloroforme. « Le patient fut couché sur le ventre, le bras gauche relevé et légèrement tiré, de manière à attirer l'omoplate et à découvrir le plus possible le plan costal. Une incision fut tracée, commençant à la partie supérieure de la gibbosité, s'incurvant pour suivre son bord externe et descendant jusqu'au rebord costal inférieur. Incision du trapèze et du grand dorsal. Rabattement du lambeau ainsi taillé du côté de la colonne vertébrale. Résection sous-périostée typique de la 9ᵉ côte depuis le point où elle cesse de faire partie du plan latéral du thorax, jusqu'à sa pénétration sous la musculature des gouttières. Puis, de la même manière, résection de la 8ᵉ et de la 7ᵉ côte, sectionnées sur la ligne axillaire. La 6ᵉ côte fut désarticulée au niveau de l'articulation costo-vertébrale, de même que les 5ᵉ, 4ᵉ et 3ᵉ. Il fut, pour ces dernières, très difficile d'y réussir, car elles s'imbriquaient les unes sur les autres, au point qu'on dut, pour chacune, relever la côte immédiatement supérieure avec un crochet. Les extrémités des 7ᵉ et 8ᵉ côtes, qui faisaient encore saillie, purent être aussi détachées au niveau de leur articulation. Les apophyses transverses de la 5ᵉ et de la 6ᵉ vertèbre dorsale faisaient encore saillie : elles furent abrasées à la pince emporte-pièce. La plèvre fut, pendant l'opération, légèrement perforée deux fois ; les orifices furent simplement occlus à l'aide

de tampons jusqu'à ce que la réapplication du
lambeau rendit cette occlusion inutile. La plaie
fut réunie sans drain. L'intervention avait été
tout-à-fait régulière. Après le réveil le pouls fut
d'abord faible et petit et l'enfant se plaignit de
vives douleurs lors des mou-
vements respiratoires. Elles
se calmèrent dès que le thorax fut soutenu à l'aide d'un
bandage de corps serré qui
fournit aux côtes un meilleur
soutien. La réunion se fit par
première intention, en cinq
jours ». Hoffa espérait, à la
suite de cette intervention,
non seulement la diminution
de la gibbosité costale, mais
encore une notable atténuation de la déviation verté-

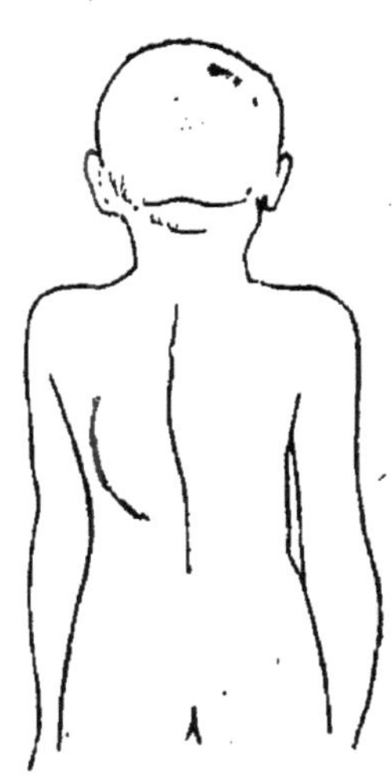

Fig. 67. — Incision
pour la résection
costale dans la sco-
liose, d'après Hoffa.

brale pour la persistance de laquelle les im-
brications costales jouent un rôle important.
Il eut du reste le soin de faire après l'intervention une extension permanente et sévère
du rachis, à l'aide de son corset à soutien
cervical, complété, pour exercer une pression
sur les parties latérales du thorax, par des ban-

des élastiques. Le résultat définitif fut tout-à-
fait remarquable; au bout de 5 mois la gibbosité
costale était réduite des quatre cinquièmes, et la
déviation rachidienne s'était elle-même considérablement atténuée. A cette époque Hoffa ne
considérait du reste pas le traitement comme
terminé et espérait obtenir davantage encore
par du massage et de la gymnastique.

Après avoir rapporté cette observation, Hoffa
ajoute que l'on obtiendrait sans doute des ré
sultats plus remarquables encore en joignant à
la résection de la paroi thoracique du côté de la
gibbosité, l'ostéotomie linéaire de toutes les
côtes déviées du côté concave.

Ajoutons qu'une résection costale pour scoliose a encore été faite, en Belgique, par Casse.
Ce chirurgien fut frappé de la difficulté sus-
citée par la fragilité de la plèvre pariétale, qui
n'est point ici, comme dans les résections de la
paroi thoracique pour empyème, protégée par son
épaisseur même. « Elle semble, dit-il, vouloir
à chaque mouvement respiratoire se déchirer
en se projetant sur les extrémités des côtes résé-
quées qui, d'autre part, inclinent fortement sur
l'intérieur du thorax ». Casse, dut pour parer cet
inconvénient, qu'il eut évité en faisant comme

Hoffa la désarticulation et non la section des côtes en arrière, suturer l'une à l'autre les deux extrémités de chaque côte réséquée. Le résultat esthétique de son intervention fut, dit-il, satisfaisant.

IV

Comparaison des méthodes décrites

Nous venons de passer en revue les plus intéressantes parmi les méthodes et les techniques appliquées à la thérapeutique de la scoliose. Le moment est venu de les comparer : ce serait certes-là une tâche ardue si nous en croyions les statistiques et les résultats annoncés par les différents auteurs. Beaucoup se se sont fait illusion, soit parce qu'ayant traité peu de malades, ils sont tombés sur une série heureuse de ces scolioses qui guérissent quel que soit la thérapeutique employée, soit parce que, d'une manière générale, il n'est peut-être pas d'affection à propos de laquelle il soit aussi aisé de se tromper sur les résultats obtenus, que celle dont nous nous occupons.

Je crois cependant qu'il est possible de dire :

1° Les prescriptions que nous avons désigné du nom de préventives sont indispensables toutes les fois que l'on se trouve en présence d'un adolescent menacé de scoliose, soit de par son hérédité, soit de par ses antécédents rachitiques. Elles s'adressent, à juste titre, aux causes générales ou locales de la scoliose : il est donc légitime, si elles peuvent y obvier, qu'elles réussissent à entraver l'évolution de l'affection qui n'en était que la conséquence. Mais dès que la scoliose est constituée, à un si faible degré que ce soit, elles doivent être laissées de côté, car elles ne sauraient absolument pas y avoir d'effet thérapeutique.

2° On a donc alors à choisir entre les deux grandes méthodes de traitement, la méthode musculaire et la méthode osseuse.

Ces méthodes avons-nous dit, sont des méthodes thérapeutiques ou anatomiques, c'est-à-dire des méthodes qui s'adressent à la lésion scoliotique.

C'est dire que les auteurs qui professent la méthode musculaire sont, au moins pour la plupart, des partisans résolus de la théorie musculaire de la scoliose, et que les auteurs qui préfèrent la méthode osseuse sont des partisans de la théorie osseuse.

Logiquement ils superposent leur thérapeutique à la lésion qu'ils admettent.

a) Dès lors, partisan de la théorie osseuse de la scoliose, théorie qui me parait aujourd'hui indiscutable, pour des raisons dont l'étude sortirait du cadre de ce travail, je devrais répudier complètement la méthode musculaire. Je ne le crois pas. Je suis convaincu que même en l'absence de lésions musculaires, il y a à tenir compte, dans la scoliose, d'une modification physiologique des muscles, tenant au déplacement réciproque de leurs points d'attache. Ils sont modifiés non pas directement mais indirectement. En agissant sur eux, par des massages, de l'électrisation, des exercices on peut donc agir indirectement sur la scoliose, quoi qu'elle dépende de lésions osseuses. Au début, lorsqu'il s'agit d'une scoliose souple et sans ankylose, ce moyen indirect peut suffire à amener une modification tout à fait satisfaisante : je crois donc alors indispensable de commencer par lui le traitement, quitte à surveiller très sévèrement le malade et à changer de conduite thérapeutique si l'affection s'aggrave. Mais je crois tout à fait inutile d'y perdre son temps s'y l'on se trouve en présence d'une scoliose tant soit peu ankylosée, où les muscles n'ont certainement plus d'action.

Quels sont donc, parmi les innombrables moyens de fortifier les muscles que nous avons indiqués, ceux que l'on préfèrerait à l'occasion ? Le massage et l'électrisation ne seront jamais négligés. Quant aux exercices gymnastiques, on choisira les exercices que j'ai classés sous le nom d'exercices localisés, exécutés sans appareil, à condition qu'ils soient appliqués un à un, progressivement, suivant les principes que nous avons indiqués. Je juge inutile d'y revenir. L'emploi d'une bicyclette appropriée est également très utile et sans danger, les chutes et les efforts brusques étant somme toute peu redoutables dans la scoliose. Quant aux exercices avec appareils orthopédiques proprement dits, sauf ceux qui sont très simples, l'exercice de la table ou du poteau entre autres, je dois avouer qu'ils ne me satisfont aucunement. Dès qu'ils sont un tant soit peu compliqués, ils deviennent excessivement coûteux, et dès lors ne sont applicables que dans les grandes villes, ou le nombre des malades permet d'installer des cliniques spéciales. Pis encore ils sont mal compris par les jeunes sujets qui dès lors s'en fatiguent vite. A tous les points de vue, ils sont inférieurs aux exercices sans appareils.

Enfin, avant d'abandonner ces remarques sur la méthode musculaire, je dois dire encore que, dans la scoliose des adolescents, la méthode des sections tendineuses de Guérin n'est jamais indiquée. Son utilité, si elle en a, doit être limitée à quelques scolioses spasmodiques ou contracturales qui ne rentrent en rien dans le cadre de notre étude.

b) Malgré les concessions que je viens de faire à la méthode musculaire, je juge, répétons-le, que la méthode osseuse, c'est-à-dire la méthode qui s'attaque directement aux lésions des vertèbres scoliotiques, est la seule qui ait quelque chance de réussite dans les scolioses un tant soit peu ankylosées.

C'est entre ses variantes qu'il faut choisir, dans les cas de ce genre.

a) La réduction simple et intermittente, sans contention vertébrale consécutive, me parait devoir bien difficilement donner des résultats sérieux. Il faut une contention trop prolongée après réduction, si l'on veut conserver le bénéfice acquis, pour que je puisse admettre que ce résultat soit susceptible de se conserver d'emblée, même partiellement. Sans avoir jamais employé cette méthode, j'ai la preuve indirecte de son insuffisance absolue dans le fait suivant : il est un certain nombre de scoliotiques que, comme première étape du traitement par mon procédé, je soumets à une série de séances d'assouplissement vertébral. Or, dès que ces malades sortent de leur appareil à pressions et à tractions, la difformité, qui y était réduite, se reproduit. Comme souplesse on obtient plus ou moins, comme réduction permanente on n'obtient jamais rien. Il me semble impossible que d'autres méthodes, à moyens et à but identique aux moyens et au but de cette étape de mon procédé donnent un autre résultat. Je ne serais même pas surpris qu'elles aient pour effet, au moins quelquefois, en augmentant la souplesse vertébrale, d'augmenter aussi la déviation, et de rendre plus accentuée la difformité du malade, lorsqu'il se tient debout.

Est-il possible d'y obvier, c'est-à-dire de rendre permanente la réduction ainsi obtenue en complétant les manœuvres réductrices par des exercices destinés à rendre au malade les muscles qui lui seraient suffisants pour maintenir son rachis en bonne position. De nombreux orthopédistes étaient jusqu'à ces dernières années de cet avis. Plusieurs en sont encore. Je doute qu'ils aient raison. Les muscles, normaux au début de l'affection vertébrale, ne l'ont pas empêché de s'accompagner de la déformation que l'on traite. Comment espérer que ces muscles, dont l'énergie est à n'en pas douter inférieure à ce qu'elle était alors, suffiront pour s'opposer à sa reproduction ? Ils ne sauraient en être susceptibles, au moins dans les cas que nous avons actuellement en vue, et où l'on a jugé nécessaire l'emploi des méthodes osseuses.

Des orthopédistes de haute valeur, telle que Hoffa et Lorenz, partisans autrefois de cette thérapeutique musculaire « secondaire » tendent de plus en plus à l'abandonner. On peut sans crainte les imiter.

Je crois du reste, ainsi que je l'ai déjà dit et que je le répéterai plus loin, que la permanence de la réduction dans la scoliose ne peut se faire que par la substitution à la polyankylose vertébrale en position mauvaise, d'une polyankylose en bonne position. Je n'en veux pour preuve que la rigidité excessive des rachis, autrefois scoliotiques, réduits et longtemps immobilisés. L'évolution de la scoliose reste constamment osseuse, même à sa phase de réparation, sa thérapeutique doit donc, elle aussi rester osseuse jusqu'au bout.

b La contention sans réduction me paraît, d'ailleurs au moins autant que la réduction sans contention, ne pouvoir être aussi qu'insuffisante. Peut-être, lorsqu'elle est bien appliquée, peut-elle avoir pour résultat d'entraver le développement d'une scoliose en voie d'évolution. Elle ne peut davantage. Personne ne saurait admettre que l'application d'un corset orthopédique sur une scoliose non ou mal réduite puisse avoir pour résultat de la réduire : on enveloppe la difformité, on la rend souvent plus visible sous les vêtements en ajoutant à ses saillies la masse de l'appareil, on l'accentue même parfois par le fardeau que cet appareil impose au malade. L'idée directrice des corsets, inclinaison, extension ou détorsion est excellente, puisqu'elle s'adresse à l'un ou à plusieurs des éléments anatomiques de la difformité : déviation latérale et torsion ; leur effet pratique est nul.

On me permettra du reste de placer sur le même rang que les corsets industriels les corsets plâtrés tels qu'on les exécute d'ordinaire ; le malade y est ballant comme un battant dans sa cloche ; il suffit de le voir pour se rendre compte que l'utilité de l'appareil qu'il porte est manifestement nulle.

Qu'on ne croie pas d'ailleurs qu'en anathématisant ainsi les corsets, je m'écarte beaucoup de l'opinion des orthopédistes les plus classiques. Je m'en voudrais de ne pas faire à ce sujet quelques citations. Delpech « a employé quinze ans les appareils portatifs sans résultat » Bouvier constate qu'il est bien rare qu'avec leur aide, les déformations. même commençantes, s'effacent complètement, « on peut même se demander s'il y avait réellement déformation lorsque cela à lieu ». Malgaigne, « appelé à contrôler les guérisons obtenues par des orthopédistes dans des déviations bien caractérisées, avoue que pas une ne méritait ce nom ». Gueneau de Mussy « a, pendant plus de vingt ans, envoyé avec constance à un de ses confrères partisan des corsets orthopédiques toutes les scolioses qui tombaient entre ses mains : il n'en a jamais vu une seule, un peu accentuée, guérir par cette méthode ; le plus souvent, au contraire, en dépit de toutes les mécaniques, l'épine et la poitrine se projetaient de plus en plus dans des directions désordonnées ». Dally regarde « l'action des corsets comme insignifiante. Ce ne sont même pas des appareils contentifs ». M. Kirmisson « ne se sert jamais des corsets comme appareils de redressement mais seulement comme soutien de la colonne vertébrale dans l'intervalle des exercices orthopédiques ». Denucé déclare « qu'en dehors de leur inefficacité, ils offrent d'immenses inconvénients : 1º ils surchargent d'un poids souvent élevé des sujets dont l'affection reconnaît pour cause principale la débilité ; 2º ils annulent l'action des muscles rachidiens et accroissent les causes de parésie et d'atrophie auxquelles ceux-ci sont si largement prédisposés ; 3º ils entraînent par l'immobilité relative à laquelle ils condamnent le malade, la fixation définitive plus ou moins complète des courbures et la rigidité du rachis scoliotique ».

Que conclure de ces citations que je pourrais multiplier ? C'est qu'en condamnant résolûment et catégoriquement les corsets comme mode de traitement exclusif de la scoliose, je ne m'écarte nullement de l'opinion de la très grande majorité des chirurgiens, mais d'une routine considérée comme mauvaise, et cependant toujours suivie en l'absence supposée d'une thérapeutique meilleure.

c La réduction suivie de contention, qui n'est en réalité que l'association des deux méthodes précédentes et qui a pour but, après avoir réduit autant que possible la colonne vertébrale dans une attitude satisfaisante, de tenter par une immobilité prolongée dans cette attitude a rendre la rèduction permanente, me paraît remplir les conditions de cette thérapeutique cherchée.

Discutons donc successivement les divers procédés qui. en découlent :

1° Le procédé de Sayre est trop timide. Il est impossible que la suspension simple donne des résultats très marqués dans les cas un tant soit peu accentués. Il n'en est pas moins vrai que Sayre a dû obtenir des résultats remarquables ; je considère comme parfaitement exactes les figures annexées à ses différents mémoires : en admettant, ce qui est vraisemblable, que les cas représentés par lui soient parmi les plus heureux qu'il ait observés, il n'y a rien-là qui dépasse ce que peut donner sa technique, à condition d'être appliquée suivant les règles mêmes qu'il indique.

2° Le procédé de Delore-Calot, la réduction

forcée en un temps sous chloroforme, malgré qu'il n'emploie que les tractions et les pressions, est au contraire trop violent. Il est dès lors dangereux ; j'ai eu, en l'essayant, plusieurs syncopes chloroformiques ; on a eu, d'autre part, des hématémèses. Il demande, du reste, trop en une fois à la colonne vertébrale ; aussitôt après la séance de réduction, le résultat semble superbe ; il ne s'en conserve pas davantage, à l'ablation du corset, qu'avec le procédé que nous allons maintenant examiner.

3° Le procédé de la réduction en plusieurs temps sans chloroforme, se place, nous l'avons vu, comme énergie utilisée, à un stade intermédiaire entre le procédé de Sayre et le procédé de Delore-Calot.

Il me semble dès lors préférable, car il n'est ni insuffisant comme le procédé de Sayre, ni dangereux comme le procédé de Delore-Calot, le danger étant véritablement une condition redhibitoire, lorsqu'il s'agit d'une affection purement esthétique et non douloureuse comme la scoliose.

Nous avons vu que ce procédé avait donné naissance à quatre techniques.

Je les crois de valeur très inégale.

a) La technique de Forgue est certainement de beaucoup la moins satisfaisante. Il s'y trouve encore de vieux errements, tels que le placement du corset dans la suspension simple, et, pis encore, l'amovibilité du corset qui s'enlève tous les jours pour l'exécution d'exercices gymnastiques. Je trouve également tout à fait défectueux le conseil que donne Forgue de créer dans le corset une fenêtre au niveau de la gibbosité costale : à mon avis, s'il en fallait une, ce serait, non pas du côté convexe du thorax, mais du côté concave, pour en favoriser l'expansion.

b) La technique de Lorenz est, évidemment, au moins avec ses modifications les plus récentes, supérieure sur tous ces points. Lorenz en particulier se sert d'un corset inamovible, mais je doute que les bandes élastiques qu'il y laisse puissent y jouer le rôle réducteur permanent qu'il indique. En tout cas, le procédé de Lorenz en est encore à la période de préparation : il n'a été suivi, au moins d'après les documents publiés, sur aucun sujet jusqu'à terminaison : on ne peut donc l'apprécier que pour ses premières étapes.

c) La technique de Hoffa, également supérieure

à celle de Forgue me paraît encore défectueuse sur plus d'un point. Je ne crois pas qu'on puisse, pour peu qu'il y ait d'ankylose, obtenir l'auto-redressement que l'éminent orthopédiste considère comme indispensable pour placer le corset plâtré. Je me demande encore, comment un corset placé si peu de temps, rendu amovible au bout de quelques semaines peut avoir une action contentrice suffisante.

c) Ma technique personnelle, enfin, qui a été, je l'ai déjà dit, la première à propos de laquelle ait été formulé le principe de l'immobilisation en bonne position dans la scoliose, et la première qui ait englobé dans le corset plâtré inamovible les agents de réduction et de détorsion, est aussi celle qui me paraît répondre de la manière la plus satisfaisante aux données du problème thérapeutique si difficile soulevé par la scoliose.

Je n'ai du reste pas craint, depuis que je l'ai publiée, de la modifier et de la perfectionner dans ses détails.

Telle que je l'ai décrite plus haut, elle me paraît présenter les avantages suivants :

a) Elle est exempte de tout danger.

b) Elle n'entrave point l'existence sociale du

malade, ni pendant la période de réduction, ni pendant la période ultérieure de contention.

c) La période de réduction dans les deux étapes, étape d'assouplissement et étape de réduction définitive, s'attaque à tous les éléments anatomiques de la difformité, à la déviation latérale par l'extension et les pressions, à la torsion par la détorsion.

d) La période de contention est beaucoup plus sévère que dans les autres procédés.

Ai-je besoin d'ajouter que, mieux que tout autre, mon procédé se prête à toutes sortes de graduations suivant la sévérité du cas, suivant surtout le degré de la polyankylose, qui, beaucoup plus que le volume de la difformité, est le criterium de la curabilité plus ou moins facile de l'affection. S'agit-il d'une scoliose souple, la réduction suffisante peut être pour ainsi dire obtenue de suite et le corset plâtré placé d'emblée. S'agit-il d'une scoliose dure, la réduction est longue et laborieuse, de multiples séances d'assouplissement sont nécessaires avant d'obtenir une attitude qui permette d'immobiliser le rachis : on ne doit jamais placer le corset avant d'avoir obtenu cette attitude : que son mode d'action est en effet non pas de faire revenir le rachis à un état tout à fait normal, mais de guider la polyankylose qui, sous lui, se fait en bonne attitude au lieu de se faire en attitude défectueuse. Le temps nécessaire pour obtenir cette fixation est du reste très variable suivant les cas : j'ai vu six mois suffire : j'ai vu aussi deux ans être insuffisants. Et, à ce sujet, on ne peut rien dire à l'avance, les colonnes vertébrales les plus faciles à réduire n'étant pas toujours celles qui se fixent le plus aisément en bonne position.

Ai-je besoin d'ajouter que les cas où, la réduction étant obtenue, on veut obtenir une fixation rapide, et les cas où, malgré la persévérance de la contention, cette fixation ne peut être obtenue, trouvent dans la fixation artificielle par les ligatures et les griffes apophysaires une ressource excellente, dont le seul défaut est d'exiger une opération sanglante qu'il est curieux de voir accepter aussi difficilement dans une affection, proche voisine de tant d'autres, les pieds bots, les déviations rachitiques tibiales les torticolis, pour ne citer que celles-là, qui sont rentrées ces dernières années sans difficulté dans le domaine de l'orthopédie opératoire.

La fixation, obtenue soit par ankylose naturelle, soit par fixation artificielle, le traitement par mon procédé n'est point encore terminé. Ainsi que je l'ai dit, l'emploi du lit plâtré et d'un corset plâtré de soutien doivent pendant quelque temps au moins, assurer la persistance du résultat, tandis que des massages et des exercices prudents assouplissent peu à peu la poly-ankylose thérapeutique, rendent au rachis sa souplesse normale et transforment le résultat obtenu qui est bon en un résultat meilleur encore.

Il me reste, pour avoir apprécié comparativement les divers procédés de la méthode osseuse, à dire un mot de la résection costale de Volkmann-Hoffa. Elle n'est applicable, à n'en pas douter, qu'à des cas tout à fait exceptionnels. C'est du reste bien ainsi que l'entendent ses auteurs qui paraissent, dans les cas publiés par eux, en avoir obtenu des résultats tout à fait satisfaisants.

V

Statistique des résultats obtenus par le procédé de l'auteur.

On peut voir par les appréciations que je viens d'énoncer, que tout en étant partisan résolu de la théorie osseuse et par conséquent de la thé·· rapeutique osseuse de la scoliose, tout en jugeant seule satisfaisante, parmi les méthodes de cette thérapeutique, la méthode de la réduction suivie de contention et en préférant parmi les procédés qui relèvent de cette méthode, mon procédé personnel, je ne suis pas adversaire d'un certain éclectisme.

On a pu voir, par ce que je disais de la méthode musculaire, que je la considérais comme applicable à un certain nombre de cas au début de leur évolution ; on a vu aussi que je la considérais comme constituant, maniée avec prudence, un complément utile du traitement osseux.

Il me semble que le meilleur moyen de préciser dans quelle mesure je juge cet éclectisme praticable et aussi d'indiquer comment je comprends, suivant les cas, l'application de mon procédé, est de donner, avec quelques détails, la statistique des cas de scoliose de l'adolescence que j'ai traités personnellement.

Cette statistique porte sur 60 cas, dont le traitement est, à ce jour, terminé.

Ces 60 cas, dont 47 chez des filles et 13 chez des garçons, se décomposent comme suit, au point de vue de leur siège.

a) 56 scolioses dorsales primitives, dont 50 à convexité droite et 6 à convexité gauche. De cette première catégorie, 9 cas, dont 5 à convexité droite et 4 à convexité gauche, présentaient, associé à la déviation scoliotique, un degré très marqué de déviation cyphotique.

b) 2 scolioses cervico-dorsales à convexité droite.

c) 1 scoliose lombaire supérieure.

d) 1 scoliose difficile à classer, présentant, outre une convexité dorsale inférieure droite, une dépression en coup de hache à la région lombaire et une voussure considérable formée, au dessus de la partie supérieure de l'omoplate, par les premières côtes, sans grande déviation vertébrale corrélative,

Sur ces 60 cas, que je viens d'énumérer, 9 ont été considérés par moi comme pouvant être traités par le massage et l'électricité ; ces moyens musculaires m'y ont suffi ; je laisserai donc de côté ces 9 faits dans l'exposé qui va suivre.

Il en reste dès lors 51, traités par réduction suivie de contention orthopédique dont :

1° 3 cas traités par réduction sous chloroforme en un temps, méthode à laquelle j'ai complètement renoncé, ayant eu, deux fois sur ces trois cas, des syncopes chloroformiques graves.

2° 48 cas traités par réduction sans chloroforme en plusieurs étapes, avec :

a) 41 cas par réduction suivie de contention à l'aide du corset plâtré à plaques.

b) 7 cas par réduction suivie de contention à l'aide de ligatures apophysaires.

J'ajoute, en passant, que je n'ai pas eu l'occasion de traiter de scoliose par la résection costale : une fois la radiographie m'a fait renoncer à cette intervention en me démontrant que la saillie latéro-thoracique renfermait, presque à la surface de la courbe, la colonne vertébrale déviée.

Quoiqu'il en soit, aucun de mes 48 cas traités à l'aide de la réduction par étapes n'a éprouvé d'incident. Pas d'incident chloroformique, ni bien entendu pour les malades à corset que je n'endors pas, ni pour les malades à ligatures, que je suis obligé de chloroformer. Un seul de mes corsets a été mal supporté : il a provoqué de vives douleurs chez une jeune fille présentant, en plusieurs points, des zônes d'hyperesthésie et d'hypœsthésie manifestement hystériques, douleurs qui ont nécessité l'ablation précoce de l'appareil ; aucun de mes autres malades n'a souffert, sauf quelques-uns d'une manière très légére, pendant les deux ou trois heures qui ont suivi les séances de réduction.

Enfin, je ne crois pas inutile de noter que je n'ai jamais eu d'eschares, ni même de lésions cutanées plus superficielles ; les précautions que j'ai indiquées en décrivant ma technique suffisent à les éviter.

Si maintenant, j'envisage, au point de vue des résultats, mes 48 cas traités par réduction graduée suivie de contention je noterai que :

1° 4 fois les parents ou les malades ont renoncé sans raison valable au traitement institué avant qu'il ne fut terminé. D'ordinaire les sujets de cette sorte avaient déjà essayé de tout, sans aucune persévérance : ils avaient fait deux mois de la gymnastique, un mois de l'électricité, avaient porté deux ou trois appareils orthopédiques dont ils se sont lassés en quelques séances ou quelques jours : avec un peu d'habileté, vous arrivez à savoir qu'ils ont été consulter quelques rebouteurs renommés : ce sont mêmes ceux-ci dont ils ont suivi les conseils avec le plus de tenacité. Rien de surprenant qu'un traitement, somme toute plus sévère que les autres, ne soit pas plus suivi par eux. Au bout de un ou deux corsets plâtrés, ils y renoncent ; le résultat a été médiocre ou nul, sans qu'on puisse en accuser la méthode.

Mais il faut connaître ces cas, et l'on peut résumer leur enseignement en disant que, pour des raisons purement psychologiques, ne tenant nullement à une nature spéciale de leur affection, il existe une catégorie de scoliotiques qui sont incurables, parce qu'il leur manque la persévérance thérapeutique nécessaire.

2° 44 fois, le traitement a été suivi jusqu'à terminaison, avec les résultats suivants ;

a) 5 résultats nuls, par irréductibilité absolue de la déformation et des courbures secondaires, ankylosées depuis des années.

b) 31 résultats partiels que je crois devoir partager en trois catégories :

α) Dans la première, comprenant 9 cas, le seul bénéfice obtenu l'a été du côté des courbures vertébrales de compensation, restées souples, et surtout du côté de la courbure de compensation lombaire.

β) Dans la seconde, comprenant 4 cas, la colonne vertébrale a récupéré non seulement une rectitude vraie au niveau des courbures de compensation mais encore une rectitude apparente au niveau de la courbure principale ; la ligne des apophyses épineuse est, sur toute sa hauteur, redevenue rectiligne. D'autre part les déformations thoraciques, voussure et coup de hache, sont restées peu ou pas modifiés.

γ) Dans la troisième comprenant 8 cas, outre la rectitude de la colonne vertébrale, j'ai encore obtenu une notable diminution de la voussure thoracique ; c'est le coup de hache qui s'est montré le plus rebelle au traitement.

c) 8 résultats complets, tout à fait satisfaisants au point de vue esthétique ; la déformation est devenue inappréciable à la vue sur le sujet nu dans l'attitude debout ; elle ne se révèle qu'à un examen particulièrement attentif lorsqu'on palpe comparativement les deux côtés du thorax, ou lorsqu'on fait fléchir à l'extrême le corps en avant ; quant à la colonne vertébrale, elle est chez ces sujets plutôt plus rectiligne et plus rigide qu'elle ne l'est à l'état normal.

Si parmi ces résultats divers, je distingue ceux obtenus sans ligatures apophysaires et ceux obtenus avec ligatures apophysaires, je trouve :

1° Pour la réduction avec corset plâtré à plaques, 41 cas :

a) 5 résultats nuls.

b) 8 résultats limités aux courbures de compensation.

c) 10 résultats étendus à la totalité de la colonne vertébrale sans modification des déformations thoraciques.

d) 6 résultats étendus à la totalité de la colonne vertébrale avec modification notable des déformations thoraciques.

e) 6 résultats complets.

2° Pour la réduction avec ligatures aphophysaires, 7 cas :

a) Aucun résultat nul.

b) 1 résultat limité aux courbures de compensation.

c) 4 résultats étendus à la totalité de la colonne vertébrale, sans modification des déformations thoraciques.

d) **2** résultats complets.

La quotité des résultats satisfaisants semble donc plus considérable pour les cas traités par les ligatures apophysaires que pour ceux traités par le corset plâtré avec plaques : la différence est moindre qu'on ne pourrait croire, car il est bien évident que l'on ne peut traiter par les ligatures que les cas où une réduction plus ou moins considérable a été obtenue, c'est-à-dire des cas favorables, tandis que parmi les cas traités à l'aide du corset plâtré à plaques, se trouvent des cas où la réduction a été difficile ou impossible, c'est à-dire des cas défavorables en principe.

CONCLUSIONS

L'appréciation des divers procédés et la statistique personnelle contenus dans les deux derniers chapitres de ce travail en renferment pour ainsi dire les conclusions ; je crois cependant utile de les résumer, très brièvement.

1º Les sujets menacés de scoliose juvénile doivent toujours être sévèrement soumis aux prescriptions générales et locales de la thérapeutique préventive de cette affection.

2º Les sujets atteints de scoliose juvénile doivent être traités d'une façon différente suivant les cas. Le degré de la difformité et surtout le degré d'ankylose de cette difformité sont les conditions qui doivent guider ce choix thérapeutique.

a) Au début de l'affection, les procédés secondaires, le massage, les exercices gymnastiques parmi lesquels nous préférons les exercices localisés sans appareils et la bicyclette modifiée, peuvent, en fortifiant les muscles qui agissent sur le rachis malade, c'est-à-dire par une véritable action indirecte, suffire au traitement. L'application de ces procédés indirects doit-être surveillée par le chirurgien même qui y renoncera à la première aggravation.

b) Alors, et d'emblée dans les cas qui se présentent au chirurgien à une étape plus avancée de l'affection, c'est aux procédés qui s'attaquent directement aux os, qu'on doit s'adresser.

De préférence à la réduction employée seule qui ne peut donner de résultat durable et à la contention employée seule qui ne peut que conserver la difformité existante, on utilisera la réduction suivie de contention.

Parmi les procédés qui relèvent de cette dernière méthode on laissera de côté le procédé de la réduction par suspension simple (Sayre) comme insuffisant, le procédé de la réduction en un temps sous chloroforme, par traction et pression (Delore-Calot) comme inutilement brutal et dangereux, et l'on préférera le procédé de la réduction en plusieurs temps sans chloroforme, par traction, pression et détorsion.

Ma technique personnelle relève de ce procédé, dont elle me paraît l'expression la plus satisfaisante. Elle emploie, comme moyen de réduction, l'assouplissement à l'aide d'une planche à plaques, suivie de la réduction proprement dite à l'aide d'un appareil vertical, permettant de réaliser à la fois les tractions, les pressions et la détorsion ; comme moyen de contention soit le corset plâtré, englobant la plaque de pression correspondant à la gibbosité costale, soit, dans les cas dont on veut abréger le traitement ou qu'une contention prolongée ne suffit pas à maintenir en bonne position, la fixation apophysaire directe par les ligatures ou les griffes. Les résultats qu'elle m'a donnés ont été excellents. Lorsque la position vicieuse est irréductible, elle donne au moins la diminution des courbures secondaires ; lorsque cette position est partiellement réductible, ou mieux encore, lorsqu'elle l'est complètement, elle donne la rectitude vertébrale, associée, dans les cas les plus heureux, à la diminution ou à la disparition des difformités thoraciques.

Ma technique a pour but de détruire la polyankylose en position vicieuse et de la remplacer par une polyankylose en bonne position : aussi les résultats qu'elle donne doivent-ils être complétés par l'assouplissement méthodique du rachis qu'elle a permis d'ankyloser en bonne position.

Enfin on ne doit pas oublier que tout scoliotique doit, pendant la durée de son traitement orthopédique, être soumis à un traitement général dont une bonne hygiène, une nourriture satisfaisante, les phosphates et les glycérophosphates constitueront les principaux éléments. Ces soins généraux devront même être, après terminaison du traitement orthopédique, prolongés de longues années, au moins jusqu'à complète évolution du squelette; cette période passée, ils devront être repris toutes les fois que le sujet se trouvera sous l'influence d'une cause débilitante quelconque : affection aiguë, surmenage ou grossesse : toutes circonstances susceptibles, si elles ne sont pas très surveillées, de provoquer de véritables récidives de l'affection scoliotique.

BIBLIOGRAPHIE [1]

Adams. Lectures on the pathology and treatment of lateral and other forms of curvature of the spine. In-8, London, 1865.

Andrews. The inconveniences of the plaster jacket, and how to avoid them. *Chicago M. J. and Exam,* 1870, XXXVIII, 358-361.

Audry. L'orthopédie ou l'art de prévenir et de corriger dans les enfants les difformités du corps. Paris, 1741, 2 vol.

Backer (H. F.) On the treatment of spinal curvature, with special reference to Sayres'Method. *Tr. Inter. M. Cong.* 7e sess. London, 1881, IV, 163-165.

Darwell (R.) Rachilysis, a method of treating the severe forms of lateral curvature. *Lancet,* 1889, II, 831 et *But. th.* 7, 1891, I, 461.

Baudry (S.) Traitement de la scoliose. *Th. d'agrégation,* Paris, 1883.

---

(1) La bibliographie de la scoliose tiendrait à elle seule un volume. Aussi, nous sommes-nous contentés de donner les indications relatives aux travaux cités dans notre volume, et même, plus particulièrement celles que l'on ne trouve point dans les récents ouvrages français (Baudry, Bouvier, Perret, etc.).

Rappelons également ies catalogues des orthopédistes : Collin, Mathieu, Monlon, Raynal, etc.

Beely (F.) Streckrahmen zùr Bebandlung skoliotis-
cher Verbiezùngen der Wirbelsœule *Ill. Vierteljahrs.
d. œrzll. Polytech. Bern*. 1880, II, 150-152.

Beely (F.) Skoliosebarren. *Verh. d. deutsch Gesells
f. Chirurgie*. Berlin, 1889, XVIII, 156-160.

Berend (H. W.) Bericht über den gymnastisch ortho-
pœdische Institut zù Berlin, 1852-1865, in-8, 1866.

Bigg (H. H.) On the mechanical appliances necessary
for the treatment of deformities. Pt. 2. *The Spine and
upper extremities*, in-8, London, 1862.

Bigg (R. H.) The orthophragms of the spine : an essay
on the curative mechanisms applicable to spinal curvature, in-8, London, 1880.

Bidder. Eine einfache elastiscle Pelottenbandage gegen Skoliose und einige Bemerkungen zù diesem Leiden.
Deutsche med. Woch. 1893, XX, 1378-1381.

Bilhaut. Traitement de la scoliose. *Bull. Congrès
chirurgie*, 1897, p. 341.

Bouland (P.) De l'électricité dans le traitement de la
scoliose. *Bull. Soc. méd. pratique*, 1872, p. 321.

Bourcart. Traité de gymnastique médicale suédoise,
in-8, Genève, 1898.

Bouvier. Mémoire sur l'état anatomique des muscles
du dos dans les déviations latérales du rachis. *Bull.
Acad. méd.*, 1839, IV, 59.

Bouvier. Déviation du rachis, absence de contracture
des muscles du dos. *Bull. Acad. méd.*, 1841, 2, VII, 856-
865.

Bouvier. Note sur les caractères physiques que les
muscles du dos présentent pendant la vie dans les déviations latérales de l'épine. *Bull. Acad. méd.*, 1847, 3, VIII,
1141-1153.

Bouvier. Des courbures pathologiques du rachis,

Gaz. des hôp., 1857, XXX, 417, 429, 445, 450, 458, 526, 561, 566 ; 1858, XXXI, 1, 14, 89.

Bouvier et Bouland. Art. Rachis (déviations). *Dict. encycl. Sciences méd.* 3ᵉ série t. I. p. 521, 1874.

Brackett. Exercice in the treatment of lateral curvature. *Boston M. J.* 5, 7, 1894, CXXX, p. 329.

Bradford et Lovett. A treatease on orthopœdic Surgery, London, 189.

Bruckner (A.) Zùr Electrotherapie der Scoliose. *Berl. Klin. Woch.* 1869, VI, 496, 498.

Bühring. Die seitiche. Ruckgratsverkrummungen in ihren physiologischen und pathologischen Bedingungen und deren Heilung in-8, Berlin, 1851.

Busch. Die Belastung Deformitoeten der Gelenke. *Berl. Klin Wochenschrift*, 1889, S. 827 et 861 et 1880, S. 333.

Calot. Note sur la correction opératoire des scolioses graves. Br. in-8, Masson, 1897. — Sur la correction opératoire des scolioses graves. *Bull. Congrès Chirurgie*, 1897, p. 335.

Casse. De la résection des côtes dans la scoliose. *Ann. Soc. belge Chirurgie.* Bruxelles, 1896-1897, t. II, p. 321-323.

Chailly (J. N.) et Godier (F.) Précis de la rachidiorthosie, nouvelle méthode pour le redressement de la taille sans lits mécaniques ni opérations chirurgicales. In-8, Paris, 1862.

Coover. Treatment of spinal curvature by Sylicate of soda jacket. *Virginia med Month*, Richmond, 1879, VI, 85-88.

Da Cunha. Les bossus et la méthode de Sayre, *Tr. Intern. Med Congr.* 7ᵉ s. London, 1891, IV, 151-160.

Dally. Du traitement des déformations du rachis par

la suspension cervico-axillaire. *Bull. gén. thérap.* 1879, XCVI, 351-359.

Dally. Traitement des déformations de la colonne ver-tébrale. *J. de thérap.* 1883, X, 1, 121, 161.

Dally. Déformations scolaires du rachis. *France méd.* 1879, XXVI, 658.

Delcroix. Traitement de la scoliose essentielle des adolescents. Nouvel appareil de redressement. *Presse médicale belge*, 1897, p. 65.

Delore. Du redressement de la scoliose par le massage forcé. *Ann. d'orthop. et de chir. pratiques*, 1895, VIII, 213-220.

Delpech (**J.**) De l'orthomorphie par rapport à l'espèce humaine. 2 vol. in-8, Paris, 1829.

Denucé. Le traitement de la scoliose essentielle des adolescents. *Revue d'orthop.* 1802, p. 172.

Dolega. Zùr Pathologie und Therapie der Kindlichen Scoliose und über die Unterscheidung einer habituellen und einer constitutionellen Form derselben. in-8, 1897, Leipzig.

Dclega. Ueber die gründlegenden Gesichtspunkte und Methoden der modernen Scoliosentherapie. *Zeitsch. f. Orthop. Chir.* 1898, 1, 439.

Dothburn. Zùr Behandlung der Ruckgratsverkrüm-mungen *Jahr f. Kinderh. Leipzig*, 1885, XXIII, 343-351.

Dubreuil. Guérison prompte et radicale des dévia-tions latérales de la colonne vertébrale par la détorsion du rachis sans l'emploi d'aucunmoyen mécanique, 1·e br. in-8, Marseille, 1862.

Dubreuil. 2e brochure, 1866.

Duplay. Diagnostic et traitement de la scoliose. *Bull. méd.*, 1896, X, p. 699-702.

Eulenburg. Die seitlichen Ruckgratskrümmungen, in-8, Berlin. 1876.

Fischer (G.) Ueber die Anwendung des elastichen Zuges gegen Torsionsscoliose. *Centr.f. Chir.*, Leipzig, 1885, XII, 417-419.

Fisher. On lateral curvature of the spine and the jacket treatment. *Proc M. Soc. London*, 1879-1881, v. 21.

Fochier (A.) Traitement des déviations latérales de la colonne vertébrale par l'auto-suspension et le corset plâtré. (Méthode de Sayre). *Lyon médical*, 1879, XXX, 377-387.

Fraenkel. (A.) Zùr Gypspanzerbehandlung der Skoliose. *Wiener med Woch.* 1886, XXXVI, 669-672.

Gendron. Simplification dans la confection des corsets plâtrés. *Ann. policlin.* Bordeaux, 1895-1896. t. IV, p. 325.

Girdlestone. On immovable dressing of plaster of Paris and dextrine for cases of curvature of the spine etc., *Austral. M. J.* Melbourne, 1879, n. 1, I. 226-237.

Golding Bird. Sur la valeur de la méthode de Sayre dans le traitement des scolioses. *Rev. d'orthop.* 1890. I, 35-49.

Graham. The treatment of scoliosis by means of massage. *Ann. Surg. Saint Louis.* 1887, VI, 485-492.

Guérin (J.) Mémoire sur l'extension sigmoïde et la flexion dans le traitement des déviations latérales de l'épine, br. in-8, 1839.

Guérin (J.) Lettre sur le traitement des déviations latérales de l'épine par la section sous-cutanée des muscles du dos et de la colonne vertébrale. *Gaz. méd. Paris,* 1839, VII, 403.

Guérin (**J**.) Mémoire sur la myotomie rachidienne. *Ann. de méd. belge.* Brux. 1842, II, 90.

Guérin (**J**.) Du traitement des déviations de l'épine par la section des muscles. *Bull. Acad. méd.* Paris, 1842-1843, VIII, 1062-1065.

Guérin (**J**.) Courte réponse à quelques attaques contre la myotomie rachidienne. *Comp. rendu Acad. sciences,* Paris, 1844, XVIII, 818-820.

Halipré. Traitement des déviations scoliotiques de la colonne vertébrale par la bicyclette modifiée. *Normandie méd.* Rouen, 1897, XIII, p. 3-8.

Hartelius. Traitement des maladies par la gymnastique suédoise. Trad. in 8o, Paris, 1895.

Heath. (**C.**) Report of a committee to consider the question of lateral curvature of the spine. *Tr. clin. Soc. London*, 1888, XXI, 301-303.

Heiser (**Ch.**) Traité de gymnastique raisonnée au point de vue orthopédique, hygiénique et médical, in-8, Masson, 1854.

Heiser (**J.**) Contribution à l'étude de la scoliose essentielle des adolescents. Th. Paris, 1897.

Hoffa. (**A.**) Eine Redressionsvorrichtung in Correction der Thoraxdeformitoet bei der Skoliose. *Zeitsch f. Orthop. Chir.* 1891, I, 80-85.

Hoffa. (**A.**) Ein Redressionsapparat für Skoliosen *Mitt. a. d. chir. orth. Privat. Klin. Hoffa zu Wurzburg* München, 1894, p. 88-90.

Hoffa. (**A.**) Operative Behandlung einer schweren Skoliose (Resection des Rippenbückels) *Zeit. für. Orthop. Chir.* 1896, p. 402.

Hoffa. (**A.**) Lehrbuch der Orthopœdischen Chirurgie, in-8, Stuttgart, 1808, p. 409-456.

Hoffa. (**A**.) Le problème du traitement de la scoliose. *Presse médicale*, 1899, p. 118.

Hossard (**J**.) Traitement des déviations de la taille sans lits mécaniques : système d'inclinaison employé à l'établissement orthopédique d'Angers, in-4, Angers, 1853.

Jagerink. Das Gipsbett zùr Behandhung der Skoliose, *Zeit. für. Orthop. Chir.*, 1898, S. 24.

Jalade-Lafond. Exposé succinct des moyens mécaniques oscillatoires imaginés et employés pour remédier aux déviations de la colonne vertébrale et autres vices de conformation in-8, Paris, 1825.

Jones. On Sayre's treatment of spinal curvatures by plaster jacket. *Med. Press. and circ.* London, 1878, 2° s. XXVI, 180.

Kiliani. The bicycle for Scoliosis. *Medical Record*, 1898, II, p. 615.

Kirmisson. Pathogénie et traitement de la scoliose essentielle des adolescents. *Revue d'orthopédie*, 1890, p. 320.

Lachaise (**C**.) De la courbure accidentelle de la colonne vertébrale chez les jeunes filles et de l'insuffisance ou des dangers des lits mécaniques à extension continuée employés pour son redressement. *Arch. gén. méd.*, 1825 vol. 501-526.

Lachaise (**C**.) Précis physiologique sur les courbures de la colonne vertébrale, in-8°, Paris 1827.

Lagrange. La médication par l'exercice. Vol in-8°1894, Alcan.

Landerer. Die Behandlung der Skoliose mit Massage. *Deutsche Zeitsch. f. Chir.* Leipzig, 1885-1886. XXIII, 557-574.

Le Vacher. Nouveau moyen de prévenir et de guérir

la courbure de l'épine. *Mém. Ac. Roy. Chirurgie*, 1768, t. IV, p. 596.

Levassort. La position tête en bas, ses diverses applications en médecine et plus particulièrement dans le mal de Pott et la scoliose. *Trav. de Neurol. Chir.*, 1898, p. 336.

Lorenz. Pathologie und Therapie der seitlichen Ruckgratsverkrümmungen (Scoliosis) Wien, 1886, in-8.

Lorenz. Beitræge zür Therapie der Skoliose. *Zeitsch. f. Orthop. Chir.* Stuttg, 1891, I, 1-13.

Maisonabe. Orthopédie clinique. 2 vol., Paris, 1834.

Malgaigne (**J. F.**) Mémoire sur la valeur réelle de l'orthopédie et spécialement de la myotomie rachidienne dans le traitement des déviations latérales de l'épine. *J. de Chir.*, 1844, II, 321-353.

Massol. Contribution à l'étude des manœuvres de force appliquées au redressement des déviations scoliotiques. Th. Montpellier, 1897.

Mayer (**W**.) Untersùchungen über die Anfœnge der seitlichen Wirbelsœulenverkrümmungen der Kinder sowie über den Einfluss der Schreibweise auf dieselben. *Œrztl. Int. Bl.* München, 1882, XXIX, 306-315.

Mellet. Manuel pratique d'orthopédie, in-8, Paris, 1835.

Meyer. Die Behandlung der Scoliose nach Sayre'schen Princip mit Zuhulfenamc von Jacket aus plastichem Filz. in-8. Bonn. 1880.

Montaz. Du traitemènt de la scoliose par la méthode de Sayre ; résultats éloignés. *Gaz. hop.* Paris, 1887, LX 1231-1234.

Nageotte. De la gymnastique dans le traitement de la scoliose et de la cyphose. Presse médicale 1896. t. II. p. 537.

Nebel. Betrachtungen uber Skoliose anknüpfend an eine Besprechung der Lorenzschen Monographie. *Deutsche Med. Woch.* 1887, XIII, 579, 598, 625, 647, 673, 696.

Nyrop. On Gibsjakkens Brug ved Rygradskrummiger. *Hosp. Ted. Kjobcnh.* 1881, 2, R, VIII, 391-6.

Ornsby. Curvatures of the spine treated by suspension and the plaster of Paris Jacket, *Med. Press. and Circular*. London, 1878, in-8. XXVI, 57-101.

Perret. Revue critique du traitement de la scoliose essentielle des adolescents. Th. Lyon, 1898.

Petit (A. L) La marcheuse orthopédique. *Bull. Congrès de Chirurgie*, 1893, p. 850.

Picqué. Réflexions cliniques sur l'emploi du corset de Sayre dans le traitement de la scoliose. *Gaz. Mél. Paris*, 1883, 6e s. V. 465 478.

Pravaz(C. G.)Méthode nouvelle pour le traitement des déviations de la colonne vertébrale : précédée d'un examen critique des divers moyens employés par les orthopédistes modernes. In-8, Paris 1827.

Pravaz (J. C. I.) Du traitement des déviations de la colonne vertébrale. *Bull. et Mém. Soc. Chir.* Paris, 1875, n. s. I. 295-316.

Redard. De la suspension latérale dans le traitement des scolioses. *Gaz. méd. de Paris*, 1890, 7e s., VII, 25-28.

Redard. Traitement des déviations de la colonne vertébrale et principalement des gibbosités pottiques. *Trav. de Neurol. Chir.* 1898, p. 159.

Reynier (J. B.) Leçons d'orthopédie. Traitement des déviations de la taille, sans corsets ni lits orthopédiques, in-12, Paris, 1889.

Roch (B.) On the influences and use of the will, in the treatment of many spinal deformities, *br in* 8. London, 1880.

Roch (**M.**) Analysis of 1000 cases of lateral curvature of the spine treated by posture and exercise exclusively, without mechanical supports. *Brit M. J.* 1897, II, 958.

Saint-Germain (de). Du traitement de la scoliose, *Union méd.* 1882, 3e s. XXXIII 354, 589, 637.

Sayre (**L. A.**) Spinal diseases and spinal curvature, their treatment by suspension and the use of the plaster of Paris bandage. In-8. *Phil. and, London*, 1877.

Sayre (**L. A.**) The treatment of rotary lateral curvature of the spine, with practical demonstrations. *Tr. Med. Soc. N. Y.* 1876, 126-135, 5 pl.

Sayre (**L. A.**) Remarks on rotary lateral curvature of the spine, and treatment by self suspension and fixation in the plaster of Paris jacket. *Am. Pract. Louisville*, 1877, XV, 324-339.

Sayre (**L. A.**) The treatment of rotary lateral curvature of the spine. *New. York. med. Journ.* 1888 XLVII, 533-538.

Sayre (**R. A.**) The history of the treatment of spondylitis and scoliosis by postural suspension and retraction by means of plaster of Paris bandages, together with the present status of this plan of treatment before the profession of the world, *New. York Med. Journ.* 1895, LXI. 332, 364.

Schulthess (**W.**) Untersuchungen uber die Wirbelsœulekrummungen sitzender Kinder ; ein Beitrag zùr Mechanik des Sitzens. *Ztsch. f. orthop. Chir.* Stuttg. 1891, I, 20, 40.

Schulthess (**W.**) Die Behandlung der Skoliose nach der Grundsœtzen der functionnellen Orthopœdie und ihre Resultate. *Arch. f. Klin Chir.* Berlin, 1897, p. 766, 781.

Schulthess (**W.**) Mittheilungen ans dem orthopœdischen Institute in Zurich. VII. *Zeitsch. f. Orthop. Chir.* 1898, s. f. 166.

Shaw. On the different modes of treament of the distortion of the spine. *London. Med. and. Phys. Journ*, 1827, 4, S. II, 211, 229, 1 pl.

Shaw (W. C.) The plaster of Paris jacket and a question of priority. *Med. Rec.* N. 9, 1877, XII, 363.

Sonnenburg (E.) Erfahrungen über die Verwerthbarkeit des Sayreschen Gipscorsets. *Berl. Klin. Woch.* 1883, XX, 29, 32.

Steele. The paper brace in lateral curvature of the Spine *Saint-Louis Cong. med.* 1880, III; 350, 353.

Tavernier. Notice sur le traitement des difformités de la taille, au moyen de la ceinture à inclinaisons, des lits à extension ou béquilles. In-8, Paris, 1842.

Taylor. A new brace as an adjunct in the treatment of severe cases of scoliosis. *N.-York med., J.* 1891, LXVI, p. 586-589.

Teschner. The rapid cure of rotary lateral curvature of the spine, and other postural deformities by means of thorough development and correcture exercices with heavy weights, with demonstration of the method. *Tr. Am. Orthop. Assoc. Phil.*, 1896, IX, 10-32.

Tydeman. Ger Photographisbe Afbilninger af Rygrads deformiteter. *Nors R. Mag. f. Læge vidensk.* Christiania, 1861, XV, 745-749.

Try. Lateral curvature of the spine; its pathology, and treatment by the poroplastic jacket, postural recumbency and exercices. In-12, London, 1885.

Venel (A.-J.) Description de plusieurs nouveaux moyens mécaniques propres à prévenir, borner et même corriger les courbures latérales et la torsion de l'épine du dos. 1 vol. in-8, Lausanne, 1888.

Vincent (E.) De la cuirasse plâtrée à propos d'un cas de scoliose du dernier degré considérablement amendée sous l'influence du traitement américain. *Lyon med.* 1881, XXXVII, 483-494.

Valpuis. Ueber die Verwendung der Cellulose in der Orthopœdie. *Zeits f. Orthop. Chir.* 1898. s. 40,

Walker (P. J.) Treatment of angular curvature ot the spine by a plaster of Paris Jacket applied in the recumbent posture, *Brit. M. J.* 1879, I, 305-307.

Weigel. A new paper spinal corset. *Tr. Am. Orthop. Ass.* 1893, VI, p. 240-250.

Winslow. Sur les mauvais effets de l'usage des corps à baleine. *Mém. de l'Académie des sciences*, 1741, p. 87.

Willet (A.) Note on the treatment of angular disease of the spine by Sayre's plaster of Paris Jacket *Saint-Barth. Hosp. Rep.* London, 1878, XIV. 323-336.

Witbur. Lateral decubitus as a cause and as a method of treatment of lateral curvature of the spine. *N. York Med.* J. 1894, t. LX, p. 722.

Zander (G.) Om den habituela skoliosens behandling medels mechanisk gymnastik. *Nord med. Ark.* Stockolm, 1889. XXI, n° 22, 1-24, 3 pl

TABLE DES MATIÈRES

ORLÉANS. IMP. G. MORAND, 47, RUE BANNIER

www.ingramcontent.com/pod-product-compliance
Ingram Content Group UK Ltd.
Pitfield, Milton Keynes, MK11 3LW, UK
UKHW021511090726
13657UKWH00001B/177